Perder peso com alegria: dieta viva e antiinflamatória

A busca por um corpo saudável e leve nunca deve ser um caminho de privações ou sofrimento. É uma dança alegre, um renascimento através de escolhas conscientes e carinhosas. Neste livro, convido você a descobrir uma abordagem diferente da "dieta": uma aventura alimentada pela vitalidade, pelo prazer e pelo equilíbrio.

A dieta viva e antiinflamatória que proponho baseia-se em bases sólidas: alimentos ricos em vida, hábitos que honram o corpo e uma reconexão profunda com as próprias necessidades. Longe de promessas ilusórias e soluções temporárias, trata-se de construir um estilo de vida sustentável e alegre, profundamente enraizado no respeito próprio.

Através destas páginas você aprenderá não apenas como perder peso, mas também como transformar sua relação com seu corpo e seu prato. Vou guiá-lo neste processo com ferramentas simples, receitas saborosas e conselhos práticos para equilibrar suas emoções e revitalizar suas células.

Perder peso com alegria significa reaprender a ouvir o seu corpo, saborear cada mordida e encontrar uma sensação de bem-estar que talvez você pensasse estar fora de alcance. Juntos, vamos fazer desta jornada uma celebração da vida. 🌱

Você está pronto para dançar com leveza e energia? Vamos começar!

1. Por que perder peso com alegria?

2. Compreender a inflamação: o inimigo silencioso

3. Viva, coma, vibre

4. O peso das nossas emoções

5. Alimentos vivos: um presente para o corpo

6. A magia da fruta fresca

7. Ouça o seu corpo, ouça o seu coração

8. Água viva: a fonte de toda a vida

63. Aprenda a desacelerar para digerir melhor

64. Reconecte-se com o prazer de se movimentar

65. Amor próprio: a chave definitiva para iluminar

66. Perdão ao próprio corpo

67. Crie hábitos felizes e duradouros

68. Perder peso significa renascer para si mesmo

69. Viver com leveza: alegria redescoberta

1. Por que perder peso com alegria?

Perder peso muitas vezes é visto como uma batalha, uma luta feroz contra si mesmo e contra os quilos vistos como inimigos. Porém, considerar a perda de peso por esse ângulo nos afasta do essencial: cuidar de nós mesmos com carinho e amor. Por que não transformar esta busca numa experiência alegre, luminosa e enriquecedora?

A alegria é uma energia poderosa, capaz de nutrir o corpo e a mente. Quando abordamos o processo de transformação com entusiasmo, criamos um círculo virtuoso. Nosso corpo reage positivamente ao amor que temos por ele, nossos esforços tornam-se gestos naturais e nossa mente, livre de pressões, floresce. Aí está a chave: perder peso não é um castigo, mas uma celebração.

Escolher a alegria também significa mudar sua visão sobre a comida. Em vez de contar calorias ou privar-se, privilegiamos alimentos vivos, coloridos e vibrantes. Cada refeição torna-se um momento de prazer, uma oportunidade para nutrir as células e ao mesmo tempo deliciar as papilas gustativas. É descobrir que o que faz bem ao corpo também pode ser delicioso, satisfatório e festivo.

O movimento, muitas vezes associado ao constrangimento, também pode ser transformado numa fonte de felicidade. Num passeio ao ar livre, numa dança improvisada ou num alongamento matinal, redescobrimos a simples alegria de sentir o nosso corpo em ação. A ideia não é forçar, mas sim divertir-se, brincar com a sua energia e saborear cada passo rumo a um melhor bem-estar.

Finalmente, a alegria abre a porta para um verdadeiro diálogo consigo mesmo. Ela nos convida a ouvir nossas necessidades, respeitar nossos ritmos e honrar nossas vitórias, grandes ou pequenas. É cultivando essa relação gentil e respeitosa com o seu corpo que você encontra um equilíbrio duradouro.

Perder peso com alegria é muito mais que uma meta física. É uma filosofia de vida, uma forma de abraçar cada etapa com gratidão e leveza. Ao escolher a alegria como guia, oferecemos-nos muito mais do que uma mudança visível: acolhemos uma transformação interior profunda e duradoura.

2. Compreender a inflamação: o inimigo silencioso

A inflamação é uma resposta natural e vital do nosso corpo. Atua como mecanismo de defesa, um alarme diante de uma lesão ou agressão. Quando é pontual e bem regulamentado, contribui para a cura. Mas quando se instala de forma crónica, torna-se num inimigo traiçoeiro, esgotando os nossos recursos e promovendo muitas doenças, incluindo o aumento de peso.

No nosso estilo de vida moderno, a inflamação crónica é omnipresente. Muitas vezes surge do que colocamos no prato: alimentos processados, açúcares refinados, gorduras saturadas ou mesmo excesso de produtos de origem animal. Essas escolhas sobrecarregam o corpo, inflamam-no lentamente e desequilibram o nosso metabolismo.

Mas a dieta não é a única causa. O estresse, o sedentarismo, a falta de sono ou mesmo a exposição a toxinas ambientais alimentam essa chama apagada. Aos poucos, a inflamação crónica enfraquece os nossos órgãos, torna o nosso corpo mais pesado e altera a nossa energia.

Porém, é possível extinguir esse fogo interior. A chave está em retornar ao equilíbrio. Ao favorecer alimentos vivos e vibrantes – frutas, vegetais crus, sementes germinadas e óleos ricos em ómega-3 – fornecemos ao nosso corpo as ferramentas necessárias para aliviar esta inflamação. Esses alimentos atuam como aliados, fornecendo antioxidantes e nutrientes essenciais que reparam e acalmam o corpo.

Mas isso não é suficiente. Retornar a um ritmo de vida harmonioso é igualmente essencial. Respirar profundamente, caminhar ao ar livre, sorrir mais e liberar a tensão acumulada ajuda a reduzir a inflamação. Assim como o descanso, que permite a regeneração das nossas células.

Compreender a inflamação também significa perceber que ela não é nossa inimiga, mas sim uma mensageira. Alerta-nos quando algo está errado, quando surge um desequilíbrio. Ao ouvi-lo e responder com gestos simples e gentis, permitimos que ele se acalme.

A inflamação crônica não é inevitável. Aprendendo a reconhecer as suas causas e adoptando um estilo de vida mais sintonizado com as leis da vida, podemos transformar este círculo vicioso num círculo virtuoso. E com ele, encontre um corpo leve, vibrante de saúde e uma vida cheia de alegria.

3. Viva, coma, vibre

A vida é uma vibração. Cada batida do nosso coração, cada respiração que respiramos, cada pensamento que passa pela nossa mente é uma onda que percorre o nosso ser. No entanto, muitas vezes, sufocamos esta vibração. Nós o comprimimos sob o peso de alimentos mortos, hábitos rígidos e emoções não digeridas. Mas viver plenamente significa reconectar-se com esta vibração original, deixando-a amplificar através das nossas escolhas, dos nossos gestos e da nossa forma de nos alimentarmos.

Comer não é um simples ato de encher o estômago; é uma troca íntima com a vida. Os alimentos vivos – frutas, vegetais crus, sementes germinadas – são carregados de energia solar, com esta vibração pura que nutre as nossas células e eleva o nosso espírito. Ao escolhê-los, honramos o nosso corpo e oferecemos-lhe alimentos que o regeneram em vez de o pesar.

Comer vivo também significa simplificar. Redescubra o sabor cru de uma fruta madura ao sol, a frescura crocante de um vegetal acabado de colher. Ao voltar ao básico, libertamos o nosso corpo da sobrecarga, permitimos que volte a respirar. Essa leveza no prato se traduz em leveza no corpo, nos pensamentos e no coração.

Mas viver e comer não bastam. Você tem que vibrar. Vibrar é ouvir o seu corpo, suas necessidades e se reconectar com o que há de mais puro na natureza. É se mover de alegria, dançar na chuva, rir alto. Cada movimento, cada gargalhada é um convite para circular a energia, para despertar essa vibração adormecida.

Vibrar também significa estar em harmonia conosco mesmos e com o mundo que nos rodeia. É transformar cada refeição num ato sagrado, cada gesto numa celebração da vida. Ao tomar consciência da nossa interdependência com a natureza, aprendemos a consumir com gratidão, a saborear cada mordida como um presente.

Quando vivemos, comemos e vibramos em alinhamento, tudo muda. Os quilos em excesso voam, não porque os combatamos, mas porque já não têm o seu lugar num corpo cheio de vitalidade. Os bloqueios emocionais se dissolvem, dando lugar a novas energias.

Viver, comer, vibrar, é abraçar a vida em toda a sua riqueza. Trata-se de iluminar, florescer e irradiar. É voltar para si mesmo, com alegria e simplicidade, e deixar a vibração da vida fluir plenamente através de nós.

4. O peso das nossas emoções

Nossas emoções têm peso. Eles se alojam em nossas células, gravam-se em nossos tecidos e, às vezes, tornam-se pesados até pesar em todo o nosso corpo. Este peso invisível pode acumular-se ao longo dos anos, influenciando a nossa saúde, a nossa energia e até a nossa figura. Compreender esta ligação entre emoções e corpo é uma chave essencial para perder peso com alegria.

Quando passamos por momentos difíceis, nosso corpo entra em alerta. Estresse, ansiedade ou tristeza geram tensão que resulta em desequilíbrios hormonais. O cortisol, muitas vezes chamado de hormônio do estresse, faz com que o corpo armazene gordura, principalmente no abdômen. Este mecanismo, herdado dos nossos antepassados para sobreviver em tempos de perigo, torna-se um fardo nas nossas vidas modernas, onde o stress é constante.

Mas o peso das emoções não diz respeito apenas aos hormônios. Existem também essas feridas não expressas, essas raivas reprimidas, essas mágoas que escondemos atrás de uma boca cheia de chocolate ou de um prato cheio demais. Comer torna-se então um refúgio, uma tentativa de preencher um vazio ou aliviar uma dor. No entanto, esta solução temporária muitas vezes nos prende num círculo vicioso: quanto mais comemos para nos consolar, mais nos afastamos do verdadeiro alívio.

Para iluminar seu corpo, você deve primeiro iluminar seu coração. Este caminho envolve a escuta de si mesmo, uma escuta profunda e cuidadosa. Acolher as emoções, sem fugir delas, permite que elas circulem em vez de estagnarem. Chore, ria, grite se for preciso: cada expressão libera uma parte desse peso invisível.

A comida viva também pode ser uma ferramenta poderosa para equilibrar nossas emoções. Frutas e vegetais crus, ricos em enzimas e energia solar, nutrem não só o corpo, mas também a mente. Eles acalmam a inflamação, inclusive a causada pelas nossas emoções. Ao comer com atenção, saboreando cada mordida, restabelecemos uma conexão profunda com nós mesmos, o que nos ajuda a administrar melhor nossos sentimentos.

Mover-se é igualmente essencial. Um passeio na natureza, uma sessão de yoga ou uma dança espontânea ajudam a transformar energias estagnadas em forças vivas. Estes movimentos simples reconectam-nos ao nosso corpo, libertam-nos das nossas tensões e abrem um espaço de leveza interior.

O peso de nossas emoções não é inevitável. É um convite a mergulhar em si mesmo para se compreender melhor, para se respeitar melhor. Ao aprender a ouvir as nossas emoções, a acolhê-las e a transformá-las, fazemos mais do que perder peso: ficamos mais leves, mais livres e encontramos a alegria de viver em toda a sua plenitude.

5. Alimentos vivos: um presente para o corpo

Imagine uma comida cheia de vida, cheia de energia, pronta para nutrir todas as células do seu corpo. Os alimentos vivos são apenas isso: presentes entregues diretamente pela natureza, intocados, vibrantes e ricos com tudo o que a vida tem a oferecer. Frutas, vegetais crus, sementes germinadas e nozes cruas não apenas enchem o nosso estômago; eles regeneram, reparam e revitalizam.

Quando comemos alimentos vivos, ingerimos muito mais do que nutrientes. Absorvemos a energia do sol captada pelas plantas, a força da terra e a água pura que elas contêm. Esses alimentos ainda estão vivos quando entram em nosso corpo, carregando enzimas valiosas que auxiliam na digestão e permitem que nossos órgãos descansem e se regenerem.

O contraste com os alimentos processados é gritante. Estes últimos, muitas vezes desprovidos de vida e saturados de aditivos, pesam no corpo e perturbam a nossa energia. Eles sobrecarregam nosso sistema digestivo e deixam resíduos tóxicos que inflamam nossos tecidos. Comer vivo é iluminar-se, dar ao nosso corpo o que ele merece: o melhor da natureza, na sua forma mais pura.

As frutas, com sua riqueza em vitaminas, minerais e água estruturada, hidratam e limpam profundamente o corpo. Os vegetais crus são cheios de fibras, antioxidantes e clorofila, uma verdadeira reforma para as nossas células. Quanto às sementes germinadas, elas personificam a vida em formação, concentrando energia vital excepcional.

Ao integrar estes alimentos na nossa vida quotidiana, oferecemos ao nosso corpo a oportunidade de se reequilibrar. Aos poucos a inflamação diminui, a digestão melhora, a energia volta. O corpo, aliviado das sobrecargas, recupera a vitalidade natural e, com ela, um peso em harmonia com a nossa essência.

Mas os alimentos vivos não nutrem apenas o corpo. Eles também nutrem a mente. Comer um prato colorido, morder uma fruta suculenta, sentir o frescor de uma erva aromática, é conectar-se à beleza da vida, a essa inteligência natural que sabe o que nos faz bem.

Adotar alimentos vivos significa dar a si mesmo um presente precioso: o da saúde, da energia e da alegria. É dizer sim a uma dieta que respeite o nosso corpo e agradeça por tudo o que faz por nós. E é descobrir que a natureza, na sua infinita generosidade, nos oferece tudo o que precisamos para viver, amar e vibrar.

6. A magia da fruta fresca

As frutas frescas são verdadeiros tesouros da natureza. Coloridos, suculentos, doces, atraem nossos sentidos e despertam nossa alegria de viver. Mas além da aparência e do sabor, as frutas são uma fonte de magia para o nosso corpo, uma oferta perfeita de vida.

Cada fruta é uma alquimia divina. Nascido de uma árvore ou planta que captou a energia do sol, concentra essa luz de forma comestível, vibrante e acessível. Quando comemos uma fruta, absorvemos essa energia solar pura e viva, que nutre as nossas células e desperta a nossa vitalidade.

As frutas são ricas em água estruturada, água cheia de vida, perfeitamente adaptada às nossas necessidades. Hidratam, purificam e limpam o corpo em profundidade, ajudando a eliminar as toxinas acumuladas. Este poder desintoxicante é essencial num mundo onde o nosso corpo é frequentemente sobrecarregado por poluentes externos e alimentos de difícil digestão.

Mas a magia das frutas não para por aí. O seu conteúdo de fibras promove um trânsito intestinal ideal, enquanto as suas vitaminas, minerais e antioxidantes fortalecem o nosso sistema imunitário. São um concentrado de benefícios, um elixir natural para uma saúde radiante.

O que torna a fruta ainda mais maravilhosa é a sua simplicidade. Não há necessidade de cozinhar, não há necessidade de artifícios: estão prontos para serem apreciados como são. Essa simplicidade ilumina o corpo tanto quanto a mente. Ao optar por começar o dia com uma refeição de fruta, oferecemos ao nosso corpo uma merecida pausa, uma oportunidade de se regenerar e vibrar plenamente.

As frutas frescas também são aliadas valiosas para quem deseja recuperar o peso ideal. A sua densidade nutricional combinada com a sua baixa densidade calórica tornam-nos alimentos perfeitos para nutrir sem pesar. Fornecem energia, saciam graças às suas fibras e regulam o desejo por açúcar, oferecendo uma doçura saudável e natural.

Comer frutas também significa se reconectar com a natureza e seu ritmo. Cada estação traz os seus frutos, adaptados às nossas necessidades específicas. No verão, frutas ricas em água, como melão e melancia, nos refrescam e hidratam. No inverno, as frutas cítricas aumentam a nossa imunidade. Respeitar esta harmonia sazonal significa honrar a sabedoria da natureza.

A magia das frutas frescas reside na sua simplicidade, no seu poder e na sua capacidade de transformar o nosso corpo e a nossa mente. Ao integrá-los todos os dias em nossa alimentação, estamos optando pela vida, pela alegria e pela leveza. São muito mais que um alimento: são uma bênção, um lembrete de que a natureza, em toda a sua generosidade, cuida de nós a cada momento.

7. Ouça o seu corpo, ouça o seu coração

O corpo e o coração são os dois guias mais preciosos que temos. Eles falam conosco todos os dias, através de sensações, emoções, sinais ora sutis, ora insistentes. Mas na correria das nossas vidas modernas, com que frequência realmente dedicamos tempo para ouvi-los? Porém, para perder peso com alegria e encontrar um equilíbrio duradouro, é fundamental se reconectar com essa sabedoria interior.

Ouvir o seu corpo significa dar-lhe a atenção que ele merece. É observar como ele reage ao que comemos, às nossas escolhas, aos nossos ritmos. Um corpo que fica mais pesado, que fica inflamado ou que se cansa não é um corpo falido: é um corpo que comunica, que nos diz que precisa de mudança. Quando comemos alimentos pesados, processados ou desprovidos de vida, nossos corpos protestam. Isso ocorre por meio de desconforto digestivo, dor e falta de energia. Estas mensagens são convites para mudar de rumo, para privilegiar alimentos simples, vivos e vibrantes.

Mas ouvir o seu corpo também significa respeitar os seus ritmos. Não somos máquinas. Há dias em que a energia é abundante e outros em que o descanso é necessário. Aprender a seguir esses ciclos naturais, e não a forçá-los, significa dar-se a oportunidade de funcionar em harmonia consigo mesmo, e não contra si mesmo.

Ouvir o seu coração é igualmente fundamental. O coração é nossa bússola emocional. Ele sabe o que realmente nos nutre, além do prato. Ele nos fala sobre nossos desejos, nossas alegrias, nossas necessidades emocionais. Muitas vezes preenchemos um vazio emocional comendo demais. Procuramos na comida aquilo que só uma ligação autêntica connosco ou com os outros nos pode oferecer.

Para ouvir o seu coração, você tem que se permitir sentir. Aceite suas emoções, sejam elas agradáveis ou desconfortáveis, sem julgá-las. Essas emoções são mensageiras preciosas, nos revelam o que realmente importa. Um coração pacífico e alinhado nos guia naturalmente para escolhas mais saudáveis, mais respeitosas com nosso corpo e nosso bem-estar geral.

A magia acontece quando corpo e coração trabalham juntos. Um corpo nutrido com alimentos vivos e energia pura vibra mais forte, fica mais leve e se torna um fiel aliado. Um coração escutado e acalmado deixa de buscar compensações inúteis, torna-se motor de uma vida cheia de sentido e prazer.

Ouvir o seu corpo e o seu coração significa escolher o amor, o respeito e a bondade para consigo mesmo. É compreender que a transformação não vem de um esforço extenuante, mas de um diálogo interior gentil e sincero. É nesta escuta que nasce a alegria de viver plenamente, de estar de acordo consigo mesmo e de deixar a vida fluir livremente dentro de nós.

8. Água viva: a fonte de toda a vida

A água é a base de tudo. É o primeiro alimento, o primeiro remédio, a primeira fonte de vida. Nossos corpos, assim como nosso planeta, são feitos de água. No entanto, muitas vezes subestimamos a sua importância.

A água viva é muito mais que um líquido. É água em movimento, carregada de energia e minerais. Nutre, hidrata e limpa profundamente as nossas células. Mas a água estagnada, morta, que se encontra nas garrafas ou nas torneiras, já não tem esta vitalidade. Quase não hidrata e pode até sobrecarregar nosso corpo com resíduos desnecessários.

Nossos ancestrais bebiam água dos rios, de nascentes puras. Essa água, energizada pelos movimentos da natureza, carregava vida dentro dela. Hoje, para encontrar esta qualidade, podemos recorrer a fontes naturais, utilizar sistemas de filtração revigorantes ou mesmo energizar a água de casa, agitando-a ou deixando-a repousar ao sol.

Água viva não é apenas a água que bebemos. É também o que consumimos através de alimentos ricos em água, como frutas e vegetais crus. Esses alimentos estão cheios de água estruturada, a forma de água mais próxima daquela que nossas células reconhecem e absorvem. Comer vivo também é beber vivo.

Beber água viva é dar ao corpo um verdadeiro banho interior. Transporta nutrientes, elimina resíduos e regula a nossa temperatura. Acalma a inflamação, lubrifica as articulações e mantém a fluidez do sangue.

Quando nos falta água viva, o corpo fica exausto. As toxinas se acumulam, a digestão fica mais lenta, a pele perde o brilho. Mas quando oferecemos em abundância tudo fica mais claro. A energia retorna, os órgãos funcionam melhor e o excesso de peso começa a desaparecer.

Beber com atenção é essencial. Ouça a sua sede, beba devagar, saboreie cada gole. A água não é uma simples necessidade, é um presente para dar ao corpo. Ao beber água viva, nutrimos a vida dentro de nós, nos reconectamos com a natureza, sua simplicidade e seu poder.

A água viva é uma aliada preciosa para encontrar alegria, equilíbrio e leveza. É a chave para um corpo em harmonia e uma mente clara. Cada copo de água, cada fruta suculenta, cada comida vibrante é uma promessa de vida. E essa vida cabe a nós cultivarmos, com amor e gratidão.

9. Jejum suave, um bálsamo para o corpo

O jejum é uma prática tão antiga quanto a própria vida. Os animais na natureza jejuam instintivamente quando estão doentes ou cansados. É a maneira deles deixarem o corpo se reparar. Esquecemos esta sabedoria simples, mas ela ainda está aí, ao nosso alcance.

O jejum suave não é privação. É um descanso oferecido ao nosso corpo. Ao parar de sobrecarregar nosso sistema digestivo, liberamos energia valiosa. Essa energia pode então ser usada para limpar, regenerar e curar.

Durante o jejum, o corpo recorre às suas reservas. Elimina primeiro o que é inútil: toxinas, células danificadas, excesso de gordura. É um processo natural e profundamente inteligente. Cada órgão fica mais leve, cada célula é purificada.

O jejum suave pode assumir diferentes formas. Isto pode envolver apenas beber água pura, chás de ervas ou sucos frescos por algumas horas ou alguns dias. Também pode ser um simples aligeiramento das refeições, saltando um jantar ou substituindo uma refeição pesada por fruta. O principal é respeitar o seu corpo e ouvi-lo.

A princípio, o corpo pode protestar. A fome pode ser sentida ou pode aparecer desconforto. Estes são sinais de que a limpeza começou. Mas rapidamente, uma sensação de leveza e clareza se instala. A energia retorna, a pele fica limpa e a mente fica mais calma.

O jejum suave é particularmente benéfico para reduzir a inflamação. Ao interromper a ingestão constante de alimentos muitas vezes irritantes, o corpo pode acalmar o seu fogo interno. A dor diminui, as articulações ficam mais livres e o equilíbrio retorna.

Essa prática também é um momento de reconexão. Durante o jejum, aprendemos a distinguir a verdadeira fome dos desejos. Percebemos que muitas vezes comemos por hábito, emoção ou distração. O jejum nos traz de volta ao básico.

Não se trata de forçar, mas de apoiar. Um jejum de sucesso é um jejum que respeita as nossas necessidades. Ao começar aos poucos, cercando-se de alimentos vivos antes e depois, o corpo se adapta e agradece.

O jejum suave é um presente que damos a nós mesmos. É um bálsamo para o corpo, um momento de pausa e regeneração. Ensina-nos a paciência, a escuta e a gratidão para com o nosso corpo, este companheiro fiel que, dia após dia, trabalha pelo nosso bem-estar.

10. Vegetais crus: o poder da terra

Os vegetais crus são uma dádiva da natureza, um concentrado de vitalidade vindo diretamente da terra. Eles estão vivos, cheios de energia, ricos em tudo que nosso corpo precisa para florescer.

Cada vegetal cru carrega consigo a memória do solo, a energia do sol e a pureza da água. Quando os comemos, absorvemos essa força. Eles nos nutrem muito além dos nutrientes: nos reconectam à fonte, à natureza em sua forma mais generosa.

Comer vegetais crus significa dar ao seu corpo alimentos inteiros e intactos. Nenhum fogo destruiu as suas preciosas enzimas, estes pequenos trabalhadores que facilitam a nossa digestão e iluminam o nosso corpo. As fibras que eles contêm removem suavemente os resíduos acumulados, limpando nosso intestino como um riacho que lava pedras de seu leito.

As cores dos vegetais crus não existem por acaso. O verde do espinafre e da salsa é rico em clorofila, poderoso agente purificador e oxigenante. O vermelho da beterraba ou do rabanete energiza e estimula a circulação. O amarelo e o laranja da cenoura e do pimentão iluminam a pele e protegem as células graças aos seus antioxidantes.

Quando mordemos um vegetal cru, sentimos o sabor da vida. Cada mordida é uma explosão de frescura, uma mistura de sabores simples e autênticos. Essa simplicidade nutre não só o corpo, mas também a mente. Nos lembra que não precisamos de muito para estarmos bem: apenas do que a terra nos oferece.

Os vegetais crus também são aliados valiosos na recuperação do peso ideal. Baixos em calorias, ricos em água e fibras, saciam sem pesar. Ajudam o corpo a regular-se naturalmente, a purificar-se e a libertar as gorduras armazenadas. O seu efeito alcalinizante combate a inflamação, restaurando o equilíbrio ácido-base tantas vezes perturbado pela dieta moderna.

Para apreciá-los plenamente, basta deixar a sua criatividade falar. Saladas coloridas, palitos crocantes, carpaccios delicados, sucos naturais: as possibilidades são infinitas. O importante é privilegiar os vegetais da época, que exalam todo o seu potencial.

Comer vegetais crus significa reconectar-se com a terra. É alimentar-se da sua força, da sua generosidade. Significa também escolher uma dieta viva, que respeite o nosso corpo e o meio ambiente. Ao retornarmos a esta simplicidade, encontramos novas energias, leveza alegre, saúde radiante.

11. Respire para eliminar

Respirar é viver. No entanto, muitas vezes subestimamos o poder da nossa respiração. Cada inspiração nutre nossas células, cada expiração as liberta de seus resíduos. A respiração é muito mais que um simples automatismo: é uma ferramenta fundamental para purificar o corpo e iluminar a mente.

Quando respiramos profundamente, oferecemos ao nosso corpo uma dose generosa de oxigênio. Este precioso gás é o combustível para as nossas células. Graças a ela transformam nutrientes em energia, mas acima de tudo eliminam o que não precisam mais. Uma boa respiração ativa nosso metabolismo e facilita a limpeza interna.

A respiração também é uma aliada poderosa para se libertar de toxinas ácidas. Quando o corpo está trabalhando em plena capacidade, produz resíduos que a respiração pode eliminar. Cada expiração libera dióxido de carbono, um resíduo metabólico que o corpo não consegue reter. A respiração muito curta ou superficial retarda esse processo e as toxinas se acumulam, promovendo inflamação e excesso de peso.

Aprender a respirar significa dar ao corpo uma nova leveza. Não se trata de forçar, mas de encontrar um ritmo natural, amplo e regular. A respiração abdominal, por exemplo, é ideal. Ao inflar a barriga ao inspirar e deixá-la esvaziar ao expirar, massageamos nossos órgãos internos. Este movimento suave estimula o sistema linfático e facilita a eliminação de resíduos.

Respirar também significa reorientar. Em nossas vidas agitadas, muitas vezes sentimos falta de ar. Corremos, nos estressamos, esquecemos de reservar um tempo para nos acalmar. Ao respirar conscientemente, acalmamos o nosso sistema nervoso, reduzimos o stress e promovemos uma melhor digestão. Um corpo relaxado digere melhor, assimila melhor, elimina melhor.

O movimento amplifica ainda mais esse poder. Quando caminhamos, corremos, dançamos ou praticamos atividade física, nossa respiração se intensifica naturalmente. Torna-se um pêndulo que alimenta nossos músculos e evacua as toxinas mais rapidamente. O esporte, aliado à respiração profunda, é um verdadeiro tratamento de limpeza do corpo.

Finalmente, respirar significa reconectar corpo e mente. Cada inspiração é um convite para acolher a vida, cada expiração é uma oportunidade de desapego. Ao aprender a respirar plenamente, eliminamos não apenas toxinas físicas, mas também tensões e emoções estagnadas.

Nossa respiração é uma chave simples e gratuita, acessível a qualquer momento. Respirando melhor, vivemos melhor. E ao eliminar através da respiração, iluminamos os nossos corpos, aquietamos as nossas mentes e abrimos espaço para uma alegria mais profunda.

12. Açúcar natural, amigo ou inimigo?

O açúcar está no centro de muitas questões. Devemos ter cuidado com isso, evitá-lo ou abraçá-lo? A resposta está na sua natureza. Nem todos os açúcares são criados iguais e compreender esta diferença é essencial para encontrar um equilíbrio feliz e saudável.

O açúcar natural, aquele encontrado nas frutas, nos vegetais, no mel cru ou mesmo em certas oleaginosas, é um verdadeiro presente. É acompanhado por fibras, minerais, enzimas e, às vezes, água viva. Esses elementos retardam a assimilação do açúcar em nosso corpo, evitando picos de açúcar no sangue e os episódios de fadiga que se seguem.

A fruta fresca, por exemplo, é rica em frutose, um açúcar simples, mas inteligente. Quando consumido em seu envoltório natural, com suas fibras e nutrientes, nutre e energiza. A fibra da fruta retarda a absorção do açúcar, fornecendo energia constante sem sobrecarregar o organismo.

Por outro lado, o açúcar isolado, mesmo sendo de origem natural, pode se tornar um inimigo se consumido em excesso ou sem equilíbrio. O mel pasteurizado, os xaropes concentrados ou mesmo os sucos de frutas industriais muitas vezes perdem sua riqueza natural e sobrecarregam o fígado. O corpo, sobrecarregado, converte esse excedente em gordura, promovendo inflamação e ganho de peso.

O verdadeiro problema reside no nosso vício pelo sabor doce. Esquecemo-nos de saboreá-lo com moderação, de apreciá-lo na sua forma mais pura. Ao saturar o nosso paladar com alimentos artificialmente doces, dessensibilizamos as nossas papilas gustativas e procuramos sempre mais.

Voltar ao açúcar natural significa redescobrir uma relação saudável com a doçura. Significa preferir uma fruta madura, uma colher de mel cru ou algumas tâmaras, em vez de uma sobremesa pesada ou biscoitos industriais. Significa também reeducar as nossas papilas gustativas, redescobrindo o prazer de um paladar equilibrado, onde a acidez, o amargor e a doçura se encontram harmoniosamente.

O açúcar natural torna-se um aliado quando integrado a uma alimentação viva e variada. Nutre a energia, apoia o esforço, mas acima de tudo, acalma o desejo compulsivo por doces. Comer uma manga madura ou morder uma maçã suculenta satisfaz o corpo e a mente, muito mais do que um produto processado.

O segredo, como sempre, está na escuta e na moderação. Ao aprender a reconhecer as verdadeiras necessidades do nosso corpo, ao respeitar o seu equilíbrio, fazemos do açúcar natural um aliado. Ele não é inimigo nem herói, mas companheiro de viagem, a ser saboreado com gratidão e discernimento.

13. Desintoxicação: limpeza para renascer

Nosso corpo é uma maravilha de inteligência e resiliência. Dia após dia, ele trabalha para manter o equilíbrio apesar dos nossos excessos e erros. Mas às vezes fica sobrecarregado, saturado de toxinas que não consegue mais eliminar. Fadiga, inflamação, peso estagnado: estes são os sinais que nos envia para solicitar uma grande limpeza.

A desintoxicação é este momento precioso em que decidimos libertar o corpo dos seus fardos. É um processo natural, um retorno ao básico. O corpo sabe se limpar, mas precisa de espaço e apoio para isso. Ao oferecer-lhe pausas digestivas, alimentos vivos e hidratação suficiente, ajudamos-lhe a recuperar o fôlego.

As toxinas acumulam-se em todo o lado: nos nossos órgãos, nos nossos tecidos e até nas nossas mentes. Provêm da nossa alimentação, muitas vezes demasiado refinada e acidificante, do ar que respiramos, dos produtos que utilizamos. Eles retardam nossas funções vitais, desorganizam nossas células, sobrecarregam nossos pensamentos.

Limpar é clarear. Quando o fígado, os rins, os intestinos ou a pele se libertam deste fardo, recuperam a vitalidade. O fígado volta a filtrar com eficácia, os rins eliminam os resíduos, o intestino assimila o que é bom, a pele respira. Cada órgão revive, cada célula desperta.

O processo de desintoxicação não deve ser abrupto. Não se trata de forçar, mas de orientar com delicadeza. Os primeiros passos às vezes podem ser confusos. Quando as toxinas deixam seus esconderijos, o corpo pode reagir: dores de cabeça, fadiga temporária, pequenas erupções. Esses sinais são testemunho do trabalho em andamento. Eles passam rapidamente, para abrir caminho para novas energias.

As ferramentas de desintoxicação são simples e poderosas. Sucos frescos de vegetais e frutas, ricos em enzimas, nutrem enquanto limpam. A drenagem de chás de ervas ajuda os emunctórios a fazerem seu trabalho. Atividade física suave, como caminhada ou ioga, estimula a circulação e a eliminação. E acima de tudo, o descanso, físico e mental, permite ao corpo concentrar as suas forças nesta renovação.

Esta limpeza não termina no nível físico. Ao libertar o corpo, também libertamos a mente. Toxinas emocionais, muitas vezes enterradas, vêm à tona. A raiva, a tristeza ou os medos podem ressurgir, mas também estão aí para serem liberados. A desintoxicação torna-se então um ato completo de renascimento, uma purificação que atinge todos os aspectos do nosso ser.

Quando o corpo está limpo, ele vibra de forma diferente. A leveza retorna, a mente clareia, a alegria se instala. Tudo fica mais simples: mover-se, pensar, amar. Limpar para renascer é redescobrir essa sensação de estar vivo, totalmente conectado consigo mesmo e com o mundo. Significa abrir espaço para a energia da vida, que circula livremente, sem impedimentos.

14. Óleos essenciais para a saúde

Os óleos essenciais são como tesouros concentrados da natureza. Eles são a própria essência das plantas, capturando a sua força vital e propriedades únicas. Durante séculos, eles nos acompanharam para acalmar, fortalecer e harmonizar nosso corpo e mente.

Cada gota contém um universo. Seja lavanda calmante, árvore do chá purificante ou limão energizante, os óleos essenciais oferecem uma série de benefícios para apoiar a nossa saúde geral. Atuam em profundidade, reequilibrando os sistemas do corpo, acalmando inflamações e promovendo a regeneração celular.

Ao integrá-los numa jornada de bem-estar, tornam-se aliados valiosos. Eles apoiam a digestão, aliviam a dor, melhoram a qualidade do sono e fortalecem a imunidade. Sua ação é sutil, mas poderosa, pois atuam em todos os níveis: físico, emocional e até energético.

Os óleos essenciais também têm um papel a desempenhar na busca por um peso equilibrado. Alguns, como o óleo essencial de limão ou toranja, ajudam a drenar toxinas e estimular o metabolismo. Outros, como hortelã-pimenta ou gengibre, acalmam os desejos e ajudam na digestão.

Porém, seu uso exige respeito e cautela. Esses concentrados naturais são poderosos e devem ser manuseados com cuidado. Muitas vezes, uma ou duas gotas são suficientes para sentir os efeitos. Diluir em óleo vegetal ou difundir no ar são formas simples e eficazes de aproveitar seus benefícios sem correr o risco de irritar a pele ou as mucosas.

Além dos seus benefícios físicos, os óleos essenciais ajudam-nos a reorientar-nos. Seu perfume atua sobre nossas emoções, acalmando o estresse, despertando alegria ou acalmando a tensão. Eles criam uma atmosfera de serenidade que nutre o coração e o corpo.

Os óleos essenciais, quando escolhidos com cuidado e usados com respeito, tornam-se uma ponte entre nós e a natureza. Eles nos lembram que cada planta carrega consigo sabedoria, força, um convite para cuidarmos de nós mesmos com gentileza e autenticidade.

Numa abordagem de saúde e leveza, acompanham-nos como um sopro subtil, um apoio discreto mas profundo. Enriquecem o nosso quotidiano com a sua fragrância e o seu poder, lembrando-nos que a natureza, com toda a sua generosidade, já planeou tudo para nos ajudar a viver melhor.

15. Sucos frescos: elixires de vitalidade

Os sucos naturais são uma verdadeira alquimia entre a natureza e o corpo. Eles concentram a vida das frutas e vegetais, dando-nos de uma só vez a energia e os nutrientes que as nossas células desejam. A sua força reside na sua simplicidade: nutrem, limpam e revitalizam suavemente.

Quando uma fruta ou vegetal é prensado a frio, libera sua essência. As enzimas, essas pequenas chaves mágicas para a vida, permanecem intactas. Eles participam da digestão, ativam o metabolismo e permitem que o corpo assimile rapidamente vitaminas e minerais. Os sucos naturais quase não exigem esforço do nosso sistema digestivo, deixando mais energia para regeneração e eliminação de toxinas.

Um copo de suco verde, feito com vegetais folhosos, pepino e um pouquinho de maçã, é um verdadeiro banho de clorofila. Esta substância vegetal purifica o sangue, alcaliniza o corpo e nutre todas as células. O suco de beterraba, rico em ferro, apoia o fígado e aumenta a vitalidade. As frutas cítricas, ricas em vitamina C, fortalecem o sistema imunológico e proporcionam um frescor radiante.

Os sucos frescos também são parceiros valiosos para iluminar o corpo. Eles ajudam a quebrar os ciclos de desejo por doces, fornecendo uma doçura natural e satisfatória. Eles apoiam o fígado e os rins no seu trabalho de eliminação, ao mesmo tempo que hidratam profundamente. Hidratação viva, cheia de nutrientes, que nutre por dentro e ilumina a pele.

É importante escolher frutas e vegetais de qualidade, de preferência orgânicos, para evitar a ingestão de resíduos de agrotóxicos. Os sucos devem ser consumidos rapidamente após a extração, pois é nesse momento que ficam mais vibrantes. As máquinas de extração lenta são ideais para preservar todas as suas propriedades.

Os sucos naturais não substituem os alimentos integrais, mas os complementam. Eles agem como impulsos, infusões de vitalidade em nossas vidas diárias. Uma limpeza com suco, mesmo que curta, pode oferecer um verdadeiro impulso de energia e limpar a mente.

Além dos benefícios físicos, eles nos reconectam a uma dieta cheia de vida. Cada gole é uma lembrança da riqueza que a natureza coloca à nossa disposição, uma ponte entre a terra e o nosso corpo. Os sucos frescos nos convidam a desacelerar, saborear e nutrir com consciência.

Ao integrar estes elixires nos nossos hábitos, estamos a dar um passo em direção a uma nova leveza. Uma leveza que não se limita ao corpo, mas que toca também a mente e a alma. Os sumos frescos são uma porta de entrada para uma vitalidade alegre, uma arte de viver vibrante e luminosa.

16. O intestino, nosso segundo cérebro

O intestino é muito mais que um órgão de digestão. É uma verdadeira interface entre o nosso mundo interior e exterior, uma fonte de vida e vitalidade. É chamado de "segundo cérebro" porque possui uma rede própria de neurônios, capazes de pensar, sentir e se comunicar com nosso cérebro principal.

Essa barriga que nos carrega é a sede das nossas emoções, da nossa imunidade e do nosso bem-estar. É também o ponto de partida da nossa energia. Quando está saudável e equilibrado, todo o corpo segue. Mas quando é perturbado por uma dieta inadequada, stress ou toxinas, toda a máquina para.

A flora intestinal, a microbiota que povoa o nosso interior, é uma sinfonia de microrganismos. Bactérias, leveduras, fungos: juntos, participam da digestão, sintetizam vitaminas e fortalecem a nossa barreira imunológica. Mas esta harmonia é frágil. Uma dieta pobre em fibras, rica em açúcares refinados e produtos processados, pode destruir esse equilíbrio e abrir a porta para a inflamação.

Ouvir seu instinto significa primeiro retornar a uma dieta viva. Vegetais crus, ricos em fibras, alimentam bactérias boas. Alimentos fermentados, como chucrute ou kefir, fornecem probióticos naturais que restauram e diversificam a microbiota. Ao favorecer estes alimentos, ajudamos o nosso estômago a recuperar a harmonia.

A mastigação também desempenha um papel fundamental. Reservar um tempo para mastigar com cuidado prepara o intestino para o trabalho, facilita a assimilação e reduz o inchaço. Comer com atenção e calma promove uma digestão tranquila e eficiente.

Um intestino acalmado influencia nosso humor. Os pesquisadores descobriram que muitos hormônios, como a serotonina, são produzidos na barriga. Esse hormônio da felicidade, essencial ao nosso equilíbrio mental, depende diretamente da saúde da nossa microbiota. Nutrir seu intestino também significa nutrir sua alegria de viver.

O intestino, embora discreto, fala uma linguagem clara. Inchaço, desconforto, cansaço após as refeições: são sinais de alerta. Ao aprender a ouvi-los e responder com gentileza, fornecemos ao nosso corpo uma base sólida para funcionar da melhor forma.

Cuidar do intestino significa dar-lhe pausas digestivas, através de refeições mais leves ou mesmo períodos de jejum suave. É limpá-lo suavemente com sucos naturais ou chás de ervas calmantes. E acima de tudo, significa oferecer-lhe alimentos que vibram de vida.

Quando o intestino recupera o equilíbrio, todo o corpo fica mais leve e radiante. O estômago, acalmado, torna-se um centro de energia e serenidade. Conecta-nos à nossa intuição, às nossas emoções profundas e nos convida a viver com mais consciência e gratidão.

17. Libere toxinas com movimento

O corpo humano foi feito para se mover. Cada articulação, cada músculo, cada órgão participa de uma dança sutil, a da vida. Quando ficamos parados, essa dança fica mais lenta e, com ela, as funções essenciais ao nosso bem-estar. O movimento é muito mais do que um simples gasto de energia: é uma chave para desintoxicar, regenerar e revigorar o corpo.

Quando nos movemos, tudo é ativado. Os músculos, ao se contraírem, desempenham o papel de bombas naturais, promovendo a circulação sanguínea e linfática. A linfa, este fluido discreto mas essencial, transporta resíduos e toxinas para os órgãos de eliminação. Um corpo em movimento estimula esse sistema de limpeza e ajuda a drenar os excessos acumulados.

A transpiração é outra maravilha da natureza. Através da pele, nosso terceiro rim, o corpo evacua as toxinas. Uma caminhada rápida, uma sessão dinâmica de ioga ou uma dança alegre costumam ser suficientes para desencadear esse processo. O suor não é uma fraqueza, é uma força, uma prova de que o corpo está trabalhando para nós.

Mover-se também significa massagear nossos órgãos internos. Torções, alongamentos e respirações profundas, como as praticadas na ioga ou no Pilates, estimulam os intestinos, ativam o fígado e energizam os rins. Cada movimento torna-se então um cuidado, um convite para deixar ir aquilo que não tem mais lugar em nós.

O movimento não deve ser uma restrição, mas uma alegria. Encontre uma atividade que ressoe em você, seja dançar, caminhar na natureza, nadar ou simplesmente alongar o corpo ao acordar. O importante é se reconectar com a sua vitalidade, sentir a energia fluindo e fazer de cada gesto uma celebração da vida.

A liberação de toxinas não se limita ao físico. O movimento também afeta nossas emoções. Uma caminhada ao ar livre pode acalmar a mente, um treino intenso pode liberar a tensão acumulada e uma dança intuitiva pode despertar uma alegria enterrada. O corpo e a mente são inseparáveis e cada movimento os aproxima da harmonia.

Ouça seu corpo. Ele lhe dirá sobre o ritmo que precisa. Às vezes suave e fluido, às vezes enérgico e poderoso. Respeite seus desejos e limites. Mesmo alguns minutos por dia são suficientes para despertar as forças naturais de desintoxicação.

Ao se movimentar, você presta homenagem a esse corpo que te carrega. Você dá a ele os meios para se purificar, regenerar e florescer. Cada passo, cada alongamento, cada respiração aproxima você de uma saúde vibrante e de um espírito leve.

18. Alimentos que alimentam a alegria

A alegria é uma energia sutil que se enraíza em nosso corpo antes de iluminar nossa mente. O que comemos desempenha um papel central na forma como esta energia flui através de nós. Alimentos vivos, coloridos e vibrantes não nutrem apenas as nossas células. Despertam em nós uma luz interior, uma leveza que se traduz em alegria.

As frutas são as joias da natureza. Sua doçura natural conforta, seu suco hidrata e sua riqueza em vitaminas nutrem a mente. Uma manga madura, um abacaxi suculento ou uma simples maçã crocante fornecem muito mais do que nutrientes. Eles transmitem a vitalidade do sol que os amadureceu, a energia da terra que os carregou.

Os vegetais crus, com suas cores vibrantes, nos lembram a diversidade e a abundância da vida. Uma cenoura recém-triturada ou uma salada com mil tons fornecem fibras purificantes e minerais fortalecedores. Eles agem como aliados silenciosos, criando um terreno fértil para a serenidade e o equilíbrio.

As oleaginosas, como as amêndoas e as nozes, são pequenos tesouros energéticos. Ricos em ácidos graxos bons, nutrem o cérebro, órgão-chave das nossas emoções. Um punhado é suficiente para apoiar o nosso humor e acalmar os nossos desejos emocionais.

As ervas aromáticas, como o manjericão, a hortelã ou a salsa, trazem um toque de frescura e magia aos nossos pratos. Seu perfume simples acalma e desperta os sentidos. Utilizados em suco ou infusão, desintoxicam e estimulam suavemente.

Alimentos fermentados, como o kefir ou o chucrute, reparam a nossa flora intestinal. Eles ajudam esse "outro cérebro", o nosso intestino, a se comunicar melhor com o resto do corpo. Uma microbiota equilibrada promove a produção de serotonina, esse hormônio da felicidade, e assim nutre nossa alegria por dentro.

Também é fundamental escolher alimentos simples, minimamente processados, que venham da natureza e que respeitem a vida. Quanto mais próximo um alimento está do seu estado cru, mais energia pura e intacta ele carrega dentro de si. Essa energia é o que alimenta nosso entusiasmo, nossa clareza mental e nossa capacidade de saborear cada momento.

Comer para nutrir a alegria também significa respeitar o horário da refeição. Mastigue devagar, saboreando cada sabor, agradecendo à terra pela abundância. É um ato de conexão consigo mesmo, com os outros e com o mundo.

Os alimentos que alimentam a alegria não são apenas aqueles que colocamos na boca. São também aqueles que escolhemos com amor, aqueles que preparamos com cuidado e aqueles que compartilhamos com quem importa. Porque a alegria, como a vida, é feita para circular, oferecer-se e multiplicar-se.

19. A chave para combinações de alimentos

O corpo humano é uma maravilha de precisão. Ele digere, assimila e elimina em harmonia sutil. No entanto, este delicado mecanismo pode ser perturbado se não respeitarmos a arte das combinações alimentares. Escolher as combinações alimentares certas permite que o nosso corpo trabalhe com fluidez, sem sobrecarga ou cansaço desnecessário.

Cada alimento tem sua natureza e seu tempo de digestão. As frutas, por exemplo, são digeridas rapidamente, geralmente em menos de uma hora. Proteínas, como nozes ou legumes, demoram várias horas. Quando misturamos alimentos incompatíveis, o processo digestivo fica mais lento, causando fermentação, inchaço e acúmulo de toxinas.

Uma refeição equilibrada começa com simplicidade. As frutas são consumidas idealmente sozinhas, fora das refeições principais. A sua rapidez de digestão torna-os numa excelente opção para lanches ou pequenos-almoços ligeiros. Combinados com outros grupos de alimentos, correm o risco de fermentar no estômago, criando desconforto e peso.

Os vegetais são grandes aliados da digestão. Crus ou levemente cozidos, combinam harmoniosamente com quase tudo. Um prato de vegetais crus e proteínas, como sementes germinadas ou legumes, ajuda a nutrir o corpo sem sobrecarregá-lo.

Alimentos ricos em amido, como arroz ou batata, requerem atenção especial. A sua digestão requer um ambiente alcalino, enquanto as proteínas requerem um ambiente ácido. Misturar os dois pode retardar a digestão e cansar o corpo. O melhor é saborear alimentos ricos em amido com vegetais, para uma refeição leve e equilibrada.

A hidratação também é essencial, mas tem o seu momento. Beber grandes quantidades durante uma refeição dilui as enzimas digestivas e retarda o funcionamento do estômago. É melhor priorizar uma boa hidratação entre as refeições e reduzir ao mínimo as bebidas enquanto come.

Aprender as combinações certas de alimentos também significa ouvir o seu corpo. Cada pessoa tem suas necessidades, seu ritmo. Ao observar como nos sentimos após uma refeição, refinamos a nossa capacidade de escolher o que realmente nos convém.

Respeitar a arte das combinações alimentares significa oferecer ao nosso corpo um ambiente propício ao equilíbrio. A digestão harmoniosa libera energia, nutre a clareza mental e contribui para a alegria interior. É um presente simples, mas poderoso, que damos a nós mesmos em cada refeição.

20. Simplifique o prato para aliviar a mente

Simplicidade é um ato de amor consigo mesmo. Ao simplificar o nosso prato, simplificamos também a vida do nosso corpo e, por extensão, a da nossa mente. Uma alimentação variada não significa um prato sobrecarregado. É no equilíbrio e na harmonia que reside a verdadeira riqueza.

Quando misturamos muitos alimentos na mesma refeição, sobrecarregamos nosso corpo além de suas necessidades. Cada alimento requer enzimas específicas, um tempo de digestão diferente e, às vezes, um ambiente químico contraditório. Esta complexidade retarda o processo digestivo e esgota as nossas reservas de energia.

Uma refeição simples, composta por alguns alimentos bem escolhidos, fornece tudo o que o corpo necessita sem sobrecarregá-lo. Uma salada de vegetais crus, algumas sementes germinadas e um fiozinho de óleo prensado a frio costumam ser suficientes para nutrir profundamente nossas células. Este tipo de refeição leve permite que o corpo se concentre na reparação e eliminação, em vez de na digestão trabalhosa.

Simplificar o prato também significa aprender a respeitar as estações. Cada época do ano oferece alimentos adaptados às nossas necessidades. No verão, frutas suculentas hidratam e refrescam. No inverno, as raízes aquecem e fortalecem. Retornar a esta simplicidade sazonal nos reconecta com a natureza e seus ciclos.

Comer de forma simples também é uma forma de restabelecer uma relação saudável com a comida. Quando o prato é muito complexo, a mente pode se perder em desejos e excessos. A comida simples e viva acalma as compulsões e nos ajuda a encontrar uma relação serena com o que consumimos.

A mente fica pesada quando o corpo está confuso. A digestão difícil, o fígado sobrecarregado ou o intestino sofrido influenciam diretamente o nosso humor e os nossos pensamentos. Ao optar por refeições mais simples, libertamos espaço, tanto no estômago como na cabeça.

Este regresso à simplicidade não significa abrir mão do prazer. Pelo contrário, trata-se de redescobrir o verdadeiro sabor dos alimentos. Um tomate amadurecido ao sol, um punhado de frutas frescas ou um vegetal crocante nos lembram como a natureza sabe fazer bem as coisas.

Ao simplificar o prato, temos a oportunidade de desacelerar, respirar e saborear plenamente. Cada refeição torna-se um momento de gratidão, uma pausa benéfica na correria do dia a dia. É uma escolha que ilumina o corpo, liberta a mente e nutre a alegria.

21. O papel da mastigação na saciedade

Comer é um ato essencial, mas muitas vezes fazemos isso rápido demais, sem saborear sua riqueza. Porém, mastigar é muito mais do que um simples gesto mecânico. É o primeiro passo para uma digestão harmoniosa e uma saciedade duradoura.

Quando mastigamos devagar, damos tempo ao nosso corpo para se preparar. Enzimas digestivas, como a amilase encontrada na saliva, já estão iniciando seu trabalho. Esse processo preliminar permite que o estômago receba alimentos mais fragmentados e mais fáceis de digerir.

Mas a mastigação não se limita ao papel digestivo. Desempenha um papel fundamental no sinal de saciedade enviado pelo cérebro. Ao mastigar muito tempo, damos tempo ao nosso corpo para perceber os sinais de que está nutrido e pode parar. Essa sensação de saciedade não chega de repente, mas de forma gradual, graças a um diálogo sutil entre o sistema digestivo e o cérebro.

Alimentos vivos, ricos em fibras, convidam naturalmente a uma mastigação mais lenta. Triturar uma cenoura, provar uma folha de repolho ou saborear um punhado de amêndoas obriga a desacelerar. Essa desaceleração é valiosa: nos reconecta com a sensação de comer e nos ajuda a evitar excessos.

Comer rápido, por outro lado, atrapalha esse equilíbrio. Quando devoramos uma refeição, os sinais de saciedade chegam tarde demais. O corpo já está sobrecarregado antes de ter tempo de dizer "pare". Isso pode causar desconforto digestivo e uma sensação de peso que pesa sobre a nossa vitalidade.

Mastigar também significa reservar um tempo para saborear. A textura, o sabor, a frescura dos alimentos revelam-se plenamente quando lhes damos esta atenção. Cada mordida torna-se um momento de prazer, e esse prazer nutre a alma e o corpo.

Adotar a mastigação consciente restaura a dimensão sagrada da refeição. Não se trata apenas de comer para se alimentar, mas de cuidar de si em cada momento. Ao mastigar devagar, honramos o que comemos, respeitamos o nosso corpo e cultivamos uma relação mais equilibrada com a comida.

Este simples gesto, muitas vezes negligenciado, é uma chave preciosa para recuperar a leveza. Digestão tranquila, saciedade duradoura e presença verdadeira para si mesmo são os frutos. Mastigar é um ato de amor, um presente que nos damos em cada refeição.

22. Coma menos, viva mais

Nossos tempos nos levam ao consumo excessivo. Muita comida, muito rápido, com muita frequência. No entanto, a verdadeira abundância não se encontra no excesso, mas na qualidade e na consciência. Comer menos não é se privar, é escolher comer de forma diferente, com mais amor e respeito por si mesmo.

Quando reduzimos as quantidades, damos ao nosso corpo a oportunidade de se concentrar no que realmente importa: digerir, reparar e renovar as suas células. Um organismo magro é um organismo que respira melhor, que recupera o equilíbrio e a vitalidade natural.

A sobrecarga alimentar deixa você cansado. Isso torna o fígado mais pesado, exerce muita pressão sobre o intestino e cria um excesso de toxinas. Ao comer menos, permitimos que nosso sistema digestivo descanse. Este descanso libera energia valiosa, que o corpo pode utilizar para outras funções essenciais: eliminação, regeneração e combate à inflamação.

Reduzir as porções também significa redescobrir o verdadeiro sabor dos alimentos. Um pedaço de legumes crocantes, uma fruta madura ou um punhado de sementes saborosas são suficientes para satisfazer as nossas necessidades. Quando comemos menos, cada alimento torna-se um tesouro, cada refeição uma celebração para o nosso paladar e para a nossa mente.

É também uma questão de ritmo. Ao espaçar as refeições, dando tempo ao corpo para digerir e assimilar, respeitamos as suas necessidades. O corpo não foi projetado para digerir constantemente. Pausas regulares permitem-lhe limpar-se, renovar-se e fornecer-nos uma energia duradoura.

Comer menos significa ouvir o seu corpo. A sensação de fome não é um inimigo, mas um guia. Aprender a distinguir a verdadeira fome dos desejos emocionais ou hábitos alimentares é um caminho para a liberdade. Descobrimos que muitas vezes precisamos de menos do que pensávamos.

Essa escolha de comer menos não significa abrir mão do prazer. Pelo contrário, convida-o a saborear plenamente cada momento. Uma dieta leve nutre o corpo sem sobrecarregá-lo e também nutre a mente com uma nova clareza.

Viver mais significa sentir-se leve, alerta e em harmonia consigo mesmo. Ao comer menos, abrimos espaço para o que realmente importa: energia, alegria e bem-estar. É uma escolha simples, mas poderosa, que abre as portas para uma vida mais rica e vibrante.

23. A energia das sementes germinadas

As sementes germinadas são um milagre da natureza, uma explosão de vida contida num elemento tão pequeno. Somente eles incorporam o poder da transformação. A partir de simples sementes, em poucos dias tornam-se um concentrado de vitalidade, cheio de enzimas, vitaminas e minerais.

Quando consumimos sementes germinadas, absorvemos essa energia viva. Esses pequenos tesouros estão crescendo, carregando uma força que sustenta a nossa própria energia. Nutrem profundamente o corpo, ao mesmo tempo que são leves de digerir, ideais para um organismo que procura equilíbrio e leveza.

Cada semente contém o potencial de uma planta inteira. À medida que germina, libera seus nutrientes e os torna muito mais biodisponíveis. O processo de germinação reduz os inibidores enzimáticos encontrados nas sementes secas, tornando minerais como cálcio, magnésio ou ferro mais acessíveis ao corpo.

As sementes germinadas não são apenas uma fonte incrível de nutrientes, elas também estão vivas. Ao comê-los, introduzimos em nosso corpo uma dieta vibrante, que fornece muito mais do que calorias. Eles ajudam a reativar a nossa própria energia vital e apoiam as nossas células na sua regeneração.

A sua leveza torna-os perfeitos para acompanhar uma refeição ou enriquecer uma salada. Um punhado de sementes germinadas é suficiente para transformar um prato comum em um verdadeiro banquete para o corpo. Eles também são uma maneira econômica e simples de se alimentar de forma saudável. Uma jarra, um pouco de água e alguns dias são suficientes para ter essas pepitas de vida disponíveis.

Consumir sementes germinadas também é um ato de reconexão com a natureza. O seu processo de crescimento, tão rápido e tão visível, lembra-nos o poder da vida. Ao integrá-los na nossa alimentação, estamos a fazer uma escolha consciente: favorecer a vida, a frescura e a própria essência do que a natureza nos pode oferecer.

Esses pequenos brotos também são aliados no controle do nosso peso. Ricos em fibras, promovem a saciedade ao mesmo tempo que auxiliam no trânsito intestinal. Ajudam a manter uma microbiota saudável, essencial para uma digestão suave e uma imunidade fortalecida.

Oferecer sementes germinadas ao nosso corpo é dar-lhe um alimento puro, vivo e profundamente nutritivo. É cada vez mais perto de uma alimentação simples e significativa, que nutre o corpo enquanto desperta a mente.

24. Superalimentos: reforço natural

No mundo das plantas e dos alimentos, algumas se destacam pela sua excepcional riqueza. Eles são chamados de "superalimentos". Este termo não é uma declaração de moda, mas um reconhecimento da sua capacidade de nutrir, purificar e revitalizar o corpo.

Esses tesouros naturais concentram nutrientes em quantidades surpreendentes. Muitas vezes são ricos em vitaminas, minerais, antioxidantes, ácidos graxos essenciais e até enzimas. A sua densidade nutricional torna-os valiosos, mesmo em pequenas quantidades. Ao adicioná-los à nossa dieta, damos ao nosso corpo um impulso natural para recuperar o equilíbrio.

A espirulina, por exemplo, é uma microalga com propriedades incríveis. Fonte excepcional de proteínas completas, é rico em ferro, vitamina B12 e beta-caroteno. Uma pequena dose é suficiente para fornecer energia, apoiar a imunidade e alcalinizar o corpo.

As sementes de chia são verdadeiras bombas de ômega-3. Esses ácidos graxos essenciais apoiam a saúde do cérebro, reduzem a inflamação e melhoram o equilíbrio hormonal. Hidratados, formam um gel que ajuda a regular o trânsito intestinal e prolongar a sensação de saciedade.

O cacau cru, longe do chocolate processado, é uma fonte inestimável de magnésio, antioxidantes e substâncias que estimulam o bom humor. Consumido em pequenas quantidades, ajuda a reduzir o estresse ao mesmo tempo que nutre o sistema nervoso.

O açaí, das florestas amazônicas, é um elixir da juventude. Ricos em antioxidantes, protegem as células do envelhecimento, fortalecem o sistema imunológico e promovem uma tez radiante.

Integrar estes superalimentos não é procurar uma solução milagrosa. Não substituem uma alimentação viva e variada, mas enriquecem-na. Eles atuam como aliados valiosos, fornecendo aquela energia e vitalidade extras que às vezes podem faltar ao corpo.

A chave é a simplicidade. Uma colher de espirulina em um suco fresco, algumas sementes de chia em um smoothie ou um punhado de açaí em uma salada de frutas são suficientes. Esses pequenos hábitos, tomados regularmente, transformam nossa alimentação em uma verdadeira fonte de cuidado.

Esses alimentos não existem apenas para suprir deficiências, mas para despertar nosso potencial. Eles nos lembram que a natureza está cheia de soluções para nos apoiar. Ao escolher os superalimentos, estamos dando um passo em direção a uma alimentação consciente, rica de sentido e de vida.

25. Inimigos da vitalidade: alimentos mortos

A vitalidade é nutrida pela vida. No entanto, este princípio simples é muitas vezes esquecido na nossa sociedade moderna, onde a comida morta invadiu os nossos pratos. O que são esses alimentos mortos? São aqueles que perderam a sua essência viva, a sua energia natural. Transformados, desnaturados, refinados, não proporcionam mais nada ao corpo, a não ser uma ilusão de saciedade.

Vamos pegar o açúcar branco. Proveniente da beterraba ou da cana-de-açúcar, é antes de tudo um alimento vivo, rico em nutrientes e fibras. Mas, depois das múltiplas etapas de refinamento, resta apenas um pó vazio, desprovido de tudo o que a natureza ali colocou. Consumir esse açúcar não só não traz nada de benéfico ao organismo, mas também o priva de energia para digeri-lo e neutralizar seus efeitos acidificantes.

Os óleos refinados seguem o mesmo padrão. Aquecidos a altas temperaturas, perdem os ácidos graxos essenciais e tornam-se substâncias pesadas para o fígado. Seu consumo regular obstrui o corpo, em vez de nutri-lo e apoiá-lo.

E os produtos ultraprocessados, esses alimentos embalados e prontos para consumo? Sua longa e muitas vezes incompreensível lista de ingredientes é uma bandeira vermelha. Aditivos, corantes, conservantes e sabores artificiais substituem os nutrientes essenciais. Esses produtos são alimentos falsos, cheios de calorias vazias que perturbam o nosso metabolismo e promovem a inflamação.

Os alimentos mortos não se limitam aos produtos processados. Frutas e vegetais colhidos demasiado cedo, transportados por longas distâncias e armazenados durante semanas perdem grande parte da sua vitalidade. Até o sabor deles sofre, desnaturado e insípido.

Cada vez que comemos um alimento morto, estamos pedindo ao nosso corpo que utilize suas próprias reservas para processar o que está recebendo. Isso esgota nossas energias e sobrecarrega nossos órgãos. Aos poucos, essa sobrecarga se manifesta em cansaço, ganho de peso e desequilíbrios diversos.

Para recuperar a vitalidade, devemos voltar às fontes: alimentos vivos, naturais e integrais. Aqueles que não foram processados, que crescem em solo rico e que são consumidos frescos. Eles nutrem, limpam e energizam o corpo. Ao eliminar alimentos mortos, estamos realizando um ato poderoso para nossa saúde e bem-estar.

Escolher alimentos vivos é escolher a vida. Está oferecendo ao nosso corpo o que ele precisa para florescer, reparar-se e brilhar. A natureza nos mostra o caminho. Cabe a nós ouvi-la e redescobrir esta sabedoria simples e universal.

26. Relaxe graças às monodietas

O corpo tem uma sabedoria incrível. Quando descansa e se purifica, ele se regenera naturalmente. A monodieta é uma prática suave e acessível para ajudar o corpo a recuperar o equilíbrio. Consiste em consumir apenas um alimento, de preferência cru, por um período limitado de tempo.

Por que apenas um alimento? Porque simplifica o trabalho digestivo. Quando ingerimos uma alimentação variada, nosso sistema digestivo mobiliza grande parte de sua energia para transformar diferentes alimentos em nutrientes assimiláveis. Com uma monodieta, essa energia é liberada. O corpo pode então usá-lo para se desintoxicar e reparar.

Entre as mono-dietas mais populares estão aquelas à base de frutas. As maçãs, por exemplo, são uma ótima escolha. Ricos em fibras e pectina, estimulam a eliminação de toxinas ao mesmo tempo que proporcionam maciez e saciedade. As uvas, por sua vez, são ricas em antioxidantes e hidratam profundamente.

Os vegetais também podem ser uma base ideal. Uma mono-dieta de cenoura ralada, por exemplo, oferece um coquetel de vitaminas ao mesmo tempo que promove um bom trânsito intestinal. Os vegetais verdes, como a abobrinha ou o pepino, são particularmente alcalinizantes, acalmando a inflamação e revitalizando o corpo.

A duração de uma monodieta varia de acordo com as necessidades e capacidades de cada pessoa. Para alguns, um dia é suficiente para sentir alívio digestivo e leveza mental. Para outros, três dias permitem-lhe beneficiar plenamente dos benefícios desta limpeza profunda.

É importante ouvir bem a si mesmo. A monodieta não é um exercício de privação, mas uma oportunidade de se reconectar com o corpo. Durante esse período, pode-se sentir clareza mental, energia renovada ou até mesmo emoções reprimidas vindo à tona. Esses sinais testemunham o trabalho interno que está acontecendo.

Terminada a monodieta, o retorno a uma alimentação variada deve ser feito sem problemas. Voltar a alimentos vivos, simples e integrais prolonga os benefícios da limpeza.

Adotar a monodieta de vez em quando significa dar ao seu corpo uma merecida pausa. É dizer a ele: "Eu te escuto, eu te respeito, eu te apoio. » E neste processo de iluminação, muitas vezes é a mente que se liberta tanto quanto o corpo. A simplicidade nutre uma forma de alegria profunda, a de sentir-se em harmonia consigo mesmo e com a natureza.

27. O poder das especiarias anti-inflamatórias

As especiarias são verdadeiros tesouros da natureza. Eles não só melhoram os nossos pratos, mas também têm a capacidade de curar, acalmar e nutrir profundamente o corpo. Dentre eles, alguns se destacam pelo poder antiinflamatório, atuando como aliados preciosos para um organismo harmonioso.

A cúrcuma costuma ser o centro das atenções, e por boas razões. Sua curcumina, um poderoso antioxidante, combate a inflamação na raiz. Adicionado a uma sopa, suco ou prato de vegetais, funciona como um bálsamo para os tecidos. Combinado com uma pitada de pimenta-do-reino, torna-se ainda mais eficaz, pois a piperina da pimenta aumenta a absorção de curcumina pelo organismo.

O gengibre, com seu sabor picante e quente, é outra joia. Suas propriedades antiinflamatórias aliviam as articulações, estimulam a digestão e estimulam o sistema imunológico. Uma infusão de gengibre fresco, guarnecida com limão, é uma poção reconfortante e purificadora.

A canela, doce e perfumada, também é um poderoso antiinflamatório. Regula o açúcar no sangue, acalma a inflamação interna e estimula a circulação. Polvilhado sobre frutas ou incorporado em bebidas quentes, oferece a cada mordida uma nota quente e benéfica.

O cravo, embora pequeno, tem uma ação poderosa. Sua concentração em eugenol os torna úteis para reduzir a dor e acalmar a inflamação. A infusão de cravo é ideal para aliviar dores de garganta ou simplesmente fornecer energia calmante.

A páprica, principalmente na versão doce ou defumada, e a pimenta caiena, rica em capsaicina, são excelentes ativadores da circulação. Em pequenas doses, aquecem o corpo e promovem a eliminação de toxinas estagnadas.

Essas especiarias, além de benéficas, oferecem uma paleta infinita de sabores. Permitem-lhe criar pratos vivos e saborosos enquanto cuida do seu corpo. Ao integrá-los numa alimentação natural e simples, aliamos prazer e saúde, harmonia e leveza.

A magia das especiarias reside na sua simplicidade. Uma pitada de açafrão, uma pitada de gengibre ou um toque de canela são suficientes para enriquecer o nosso prato e embelezar o nosso dia a dia. Eles nos lembram que nas coisas mais modestas muitas vezes estão escondidos os maiores poderes. Em cada refeição celebram a vitalidade e o bem-estar, guiando-nos suavemente no caminho para o equilíbrio recuperado.

28. Hidratação, muito mais que um reflexo

A água está no centro da vida. Cada célula, cada órgão, cada função do corpo depende deste fluido essencial. No entanto, nas nossas vidas modernas subestimamos frequentemente o seu papel profundo e vital. Beber água não deve ser um simples reflexo, mas sim um verdadeiro ato de amor ao nosso corpo.

Quando nos hidratamos adequadamente, damos ao nosso corpo os meios para funcionar harmoniosamente. A água transporta nutrientes para as células, remove resíduos e regula nossa temperatura. Acalma a inflamação e apoia a circulação. Um corpo bem hidratado é um corpo fluido, leve e em plena vitalidade.

A escolha da água é crucial. Água viva, pura e levemente mineralizada, é aquela que respeita o nosso equilíbrio interior. Água rica em minerais pode cansar nossos rins a longo prazo. Privilegiemos, portanto, a água doce e dinâmica, que nutre verdadeiramente a nossa vitalidade.

Não se trata apenas de beber, mas de beber com atenção. Um gole de água fresca ao acordar ativa os órgãos e prepara você para o dia. Beber antes das refeições auxilia na digestão, enquanto pequenas quantidades ao longo do dia mantêm um nível consistente de hidratação. Evitemos grandes quantidades de água gelada, que atrapalha a digestão, e prefiramos água à temperatura ambiente ou ligeiramente morna, para acompanhar o nosso fogo interior.

Mas a água não vem apenas do vidro. Frutas e vegetais frescos, cheios de água, são uma valiosa fonte de hidratação. Uma salada crocante, um melão suculento ou um punhado de pepino nutrem os tecidos ao mesmo tempo que fornecem vitaminas e minerais.

A hidratação também é uma questão de escuta. Um corpo desidratado envia sinais: fadiga incomum, pele seca ou até mesmo desejo repentino por comida. Muitas vezes não é de comida que precisamos, mas de um simples copo de água.

Somos constituídos por aproximadamente 70% de água, um espelho da própria Terra. Quando respeitamos esse equilíbrio, nos reconectamos com a natureza, com a nossa essência profunda. A água é muito mais que uma necessidade fisiológica: é um elo sagrado com a vida, uma ferramenta de purificação e renovação.

Cada copo d'água pode se tornar um momento de gratidão, uma pausa para reorientar e alinhar. Hidratar nosso corpo significa nutrir nossa energia vital. E neste ato simples e diário está escondida uma chave preciosa para florescer e brilhar.

29. O prazer do prato colorido

Um prato colorido é um convite à alegria. Evoca diversidade, abundância e vida. Os corantes alimentares não são apenas um prazer para os olhos, são também mensageiros de saúde e vitalidade.

Cada cor de planta contém nutrientes específicos que nutrem e protegem o corpo. O vermelho do tomate ou do pimentão, rico em licopeno, apoia o coração e fortalece a imunidade. As folhas de espinafre ou couve são ricas em clorofila, que purifica e revitaliza. O amarelo dourado da abóbora e do limão fornece antioxidantes que iluminam a pele e aliviam a inflamação.

Compor um prato colorido é criar harmonia entre sabores e benefícios. Quanto mais rica a paleta, maior variedade de micronutrientes o corpo recebe. Estimula os nossos sentidos, desperta a nossa curiosidade e convida-nos a saborear cada mordida com gratidão.

Além da saúde, as cores nutrem a alma. Eles nos conectam à natureza, à terra, ao sol. Um prato vibrante e natural acalma a mente e convida a desacelerar. Não precisa ser complicado: uma mistura de vegetais crus, uma sopa arco-íris ou uma salada de frutas da estação bastam para deliciar o paladar.

As crianças costumam gostar de pratos coloridos. Seu instinto os empurra para o que é vivo e alegre. Já adultos, podemos redescobrir esta simplicidade e prazer enchendo os nossos pratos com alimentos variados e naturais.

Prato colorido não se encontra nos corredores de processados dos supermercados. Ela floresce no mercado, em uma cesta de vegetais locais ou na horta. Ela encarna o vivo, o autêntico e nos convida a voltar ao essencial: comer para nutrir, para cuidar, para amar.

Ao favorecer alimentos frescos e coloridos, fazemos mais do que abastecer o nosso corpo. Apoiamos a nossa energia, o nosso humor e até a nossa criatividade. Cada refeição torna-se uma celebração, um momento de conexão consigo mesmo e com o mundo.

Então, vamos deixar as cores iluminarem nossos pratos e nossas vidas. São um presente da natureza, uma lembrança da sua generosidade. E em cada tonalidade há uma promessa de bem-estar, leveza e alegria redescoberta.

30. Reconecte-se com seu instinto alimentar

Nosso corpo sabe. Muito antes de as modas alimentares, as propagandas e os dogmas confundirem as mensagens, ele possuía uma sabedoria inata. Esse conhecimento instintivo, gravado em nossas células, orienta nossas escolhas para nutrir a vida dentro de nós. Reconectar-se com esse instinto alimentar significa encontrar o caminho da simplicidade, do equilíbrio e da alegria.

O instinto alimentar nos empurra para o que é bom, verdadeiro e natural. Observe uma criança diante de alimentos vivos: ela buscará uma fruta madura, uma cenoura crocante, um punhado de frutas frescas. Ele reconhece intuitivamente o que lhe dá a energia de que necessita. Mas à medida que crescemos, esta ligação enfraquece, sufocada por hábitos artificiais e sinais confusos.

Para encontrar esse instinto, você precisa começar se acalmando. Ouça o seu corpo após cada refeição:

ele se sente leve, cheio de energia ou pesado e cansado? Deixe seus sentimentos falarem, sem julgamentos, e reconheça o que realmente te nutre. O corpo sempre responde com honestidade.

Comer com atenção é fundamental. Ao desacelerar, mastigar, saborear cada mordida, deixamos nossos instintos transparecerem. Muito rapidamente, o corpo rejeita o que é pesado, químico ou vazio de vitalidade. Requer o que é fresco, vivo e vibrante.

Reconectar-se com o seu instinto também significa respeitar a fome e a saciedade naturais. Muitas vezes comemos por hábito, estresse ou distração. Porém, nosso corpo sabe exatamente quanto precisa. Confiar em seus sinais significa honrar sua capacidade de manter o equilíbrio.

A natureza é o nosso guia. Os alimentos que crescem no nosso ambiente, na época e quando maduros, são os que melhor nos convêm. O seu sabor e fragrância autênticos são suficientes para despertar em nós um profundo sentimento de satisfação.

Essa reconexão é um caminho para a liberdade. Liberta-nos de dietas, cálculos e injunções externas. Nos traz de volta ao essencial: ouvir, sentir, escolher com amor e consciência.

Ao nos reconectarmos com nosso instinto alimentar, cuidamos de nosso corpo e mente. Fazemos as pazes com a nossa alimentação e encontramos uma relação saudável, intuitiva e alegre com o que comemos. O instinto está presente, em cada um de nós, pronto para nos guiar em direção à vitalidade e à harmonia.

31. Hábitos modernos que nos pesam

A nossa era, rica em progressos, é também a dos excessos e dos desequilíbrios. Nos nossos pratos, nas nossas rotinas e nos nossos pensamentos, adotamos hábitos que nos separam da nossa natureza profunda e nos pesam, tanto física como mentalmente.

Os alimentos processados são uma das primeiras armadilhas. Fácil, rápido, promete conforto instantâneo, mas a que custo? Esses alimentos, desprovidos de energia vital, saturados de açúcares refinados, aditivos e gorduras industriais, sobrecarregam o nosso corpo. O corpo, incapaz de reconhecê-los como aliados, esgota-se tentando digeri-los, neutralizá-los ou armazená-los. Este armazenamento, muitas vezes sob a forma de gordura, torna-se um fardo.

Soma-se a isso o sedentarismo, esse hábito moderno de ficar parado por horas a fio. Nossos corpos, feitos para se mover, para dançar com a vida, congelam. As toxinas se acumulam, as articulações enrijecem e nossa energia diminui. O movimento é uma chave essencial, mas foi relegado a segundo plano, atrás de telas e assentos confortáveis.

Nossa vida agitada também nos leva a comer rápido, sem consciência, muitas vezes na frente da televisão ou do computador. Essa falta de presença desconecta nossa mente do nosso corpo. Engolimos sem realmente saborear, sem ouvir os nossos sinais de saciedade. E assim comemos mais do que precisamos, sobrecarregando não só o estômago, mas também a mente.

O estresse moderno também desempenha um papel central. Esta pressão constante liberta hormonas que perturbam o nosso metabolismo, aumentam os nossos desejos por açúcar e dificultam a digestão. O estresse nos prende a um ciclo vicioso: quanto mais tensos estamos, mais recorremos a soluções rápidas e desequilibradas.

Finalmente, os nossos hábitos de sono foram sacrificados no altar da produtividade e do entretenimento. O sono de má qualidade desequilibra os nossos hormônios, promove o ganho de peso e rouba-nos a energia necessária para fazer escolhas saudáveis.

Voltar ao básico significa reduzir os hábitos que nos pesam. Encontre uma alimentação simples, viva e próxima da natureza. Coloque o movimento de volta no centro dos nossos dias. Aproveite o tempo para saborear cada mordida com atenção. Cultive momentos de calma, meditação, para acalmar a mente. E respeite o sono, este aliado da nossa regeneração.

Cada pequena ação conta. Ao transformar esses hábitos modernos, damos um passo em direção a uma vida mais leve, mais alegre e mais em harmonia com a nossa verdadeira natureza.

32. Sono restaurador para perder peso

O sono é o berço do nosso bem-estar. Todas as noites, o nosso corpo regenera-se, as nossas células reparam-se e a nossa mente volta a concentrar-se. Porém, em nossas vidas agitadas, o sono reparador é muitas vezes sacrificado, relegado a segundo plano. Porém, desempenha um papel crucial na nossa busca por leveza e saúde.

Um sono de qualidade é mais do que apenas descanso. Este é um momento em que o nosso metabolismo se regula, quando os hormônios da fome, a grelina e a leptina, encontram o seu equilíbrio. A falta de sono desequilibra esses hormônios, aumentando o desejo por doces e gorduras e promovendo o ganho de peso. Ao dormir o suficiente, harmonizamos o apetite, reduzindo os desejos e facilitando uma alimentação consciente e equilibrada.

Durante o sono profundo, nosso corpo libera hormônios de crescimento que ajudam a queimar gordura e a construir massa muscular. Esses hormônios são essenciais para manter um metabolismo ativo e eficiente. O descanso restaurador otimiza assim a nossa capacidade de perder peso de forma natural, sem esforço excessivo ou privações.

Mas um sono reparador não se limita ao físico. É também o refúgio do nosso espírito. Uma mente calma e descansada toma melhores decisões, gere o stress de forma mais eficaz e mantém uma atitude positiva em relação a si mesmo e aos seus objetivos. A serenidade recém-descoberta influencia diretamente a nossa relação com a comida, transformando cada refeição num momento de prazer e gratidão, em vez de uma resposta ao stress ou à ansiedade.

Para promover um sono reparador, é fundamental criar um ritual de relaxamento antes de dormir. Evitar telas, ler um livro inspirador ou praticar técnicas de respiração profunda ajudam a acalmar a mente e a preparar o corpo para o descanso. Uma alimentação leve e balanceada à noite, rica em alimentos vivos e antiinflamatórios, também contribui para uma melhor qualidade do sono.

O meio ambiente também desempenha um papel fundamental. Um ambiente calmo, bem ventilado, com temperatura agradável e escuridão favorável, promove o adormecimento e a manutenção do sono profundo. Cheiros doces, como lavanda ou camomila, podem reforçar essa sensação de calma e bem-estar.

O sono restaurador é um aliado valioso em nossa jornada para perder peso. Ao dar-lhe a atenção que merece, oferecemos ao nosso corpo e mente as condições ideais para florescer e transformar. É nessas horas de descanso profundo que se tece os fios da nossa vitalidade e da nossa leveza.

Voltar a ter um sono reparador significa escolher respeitar-se, amar-se e dar-se os meios para viver em alegria e harmonia. É reconhecer que a chave do nosso bem-estar está tanto nas estrelas como nos nossos sonhos mais doces. Ao cultivar esse sono sagrado, damos mais um passo rumo a uma vida plena, cheia de energia e leveza.

33. As chaves para reduzir o estresse oxidativo

O estresse oxidativo é um inimigo silencioso, um desequilíbrio insidioso onde os radicais livres sobrecarregam as defesas naturais do nosso corpo. Estas moléculas instáveis, produzidas pelo metabolismo ou introduzidas pelo ambiente, atacam as nossas células, aceleram o envelhecimento e enfraquecem os nossos tecidos. Nesse caos invisível nascem a fadiga, a inflamação crônica e a dificuldade de manter ou recuperar um peso saudável.

Para reduzir este stress oxidativo e recuperar a vitalidade e leveza, a chave está numa abordagem holística. Tudo começa pela comida, nosso primeiro escudo. Os antioxidantes, verdadeiros guerreiros da natureza, neutralizam os radicais livres e restauram o equilíbrio. São encontrados em frutas e vegetais coloridos, cada tonalidade carregando uma riqueza específica. As frutas vermelhas, assim como os mirtilos, estão cheias de flavonóides. Espinafre, cenoura e batata doce são repletos de carotenóides, enquanto o chá verde fornece o poder das catequinas.

As gorduras boas também desempenham um papel essencial. Os ômega-3, presentes nas sementes de linhaça, nozes e óleos prensados a frio, são antiinflamatórios naturais que acalmam nossas células e as protegem de ataques. Evitar óleos refinados e alimentos processados, ricos em gorduras oxidadas, é outra chave para preservar o nosso corpo.

A hidratação é uma aliada essencial. Água pura, chás de ervas e sucos frescos ajudam a eliminar toxinas que alimentam o estresse oxidativo. Quando as células estão bem hidratadas, funcionam melhor, são mais resistentes e podem liberar resíduos acumulados.

O movimento é igualmente essencial. A atividade física moderada, como caminhada, ioga ou natação, estimula a circulação e fortalece os mecanismos de eliminação. Mas cuidado com os excessos: o esporte intenso, mal acompanhado, pode gerar mais radicais livres. O equilíbrio é onde reside a magia.

Finalmente, a respiração consciente é uma ferramenta poderosa. Inspire profundamente, conecte-se ao momento presente, oxigene totalmente o seu corpo... É assim que se reduz a tensão, diminui os níveis de cortisol e acalma a inflamação. Ao praticar exercícios respiratórios regulares, libertamos não só o corpo, mas também a mente, aliviando os pesos invisíveis que pesam sobre os nossos ombros.

O ambiente em que operamos também é importante. É essencial limitar a exposição a poluentes, como pesticidas, produtos químicos domésticos ou metais pesados. Privilegiar os produtos orgânicos, purificar o ar interior com plantas e utilizar produtos naturais para o lar pode reduzir bastante a carga tóxica.

O estresse oxidativo não precisa ser inevitável. É um sinal, um convite a voltar ao básico, a nutrir o corpo com simplicidade, a movê-lo suavemente e a acalmá-lo com serenidade. Cada passo em direção à alimentação viva, à respiração consciente ou a um ambiente purificado é um passo em direção à alegria, à saúde e à leveza. É assim que iluminamos o nosso caminho e damos às nossas células o poder de brilharem plenamente novamente.

34. Movendo-se conscientemente: uma dança interior

O movimento é a própria expressão da vida. Tudo na natureza se move, vibra, se estica e se transforma. O corpo humano, obra-prima de fluidez e equilíbrio, foi projetado para se mover. No entanto, no nosso estilo de vida moderno, esquecemos esta verdade simples. Ficamos sentados demais, congelamos e, muitas vezes, forçamos nossos corpos a movimentos mecânicos, desprovidos de prazer ou significado.

Mover-se conscientemente é restaurar o movimento ao seu lugar sagrado. Não é apenas fazer exercícios para queimar calorias ou atingir um objetivo. Trata-se de se reconectar consigo mesmo, habitar plenamente cada gesto e ouvir o que o corpo tem a nos dizer. Quando nos movemos conscientemente, dançamos com a respiração, dialogamos com os músculos, despertamos as articulações e vibramos a nossa energia interior.

Começar com ações simples é essencial. Um passeio na natureza, onde cada passo se torna uma meditação, pode transformar um dia inteiro. Sentir a terra sob os pés, sentir as batidas do coração e inspirar profundamente o ar puro já é um ato de cura. Esses momentos de movimentos suaves restauram o equilíbrio que o sedentarismo quebrou.

Ioga, qi gong ou dança intuitiva são outras belas maneiras de se mover conscientemente. Essas práticas, muito mais do que exercícios físicos, permitem que você se ancorar, liberar tensões e despertar uma alegria profunda. Eles ensinam que cada postura, cada transição, é uma oportunidade para explorar o próprio potencial, para encontrar a fluidez natural e para harmonizar a mente com o corpo.

Quando nos movemos com consciência, também cultivamos uma relação íntima com a nossa respiração. A respiração passa a ser o guia de cada movimento, um fio condutor que nos traz de volta ao momento presente. Respirar profundamente enquanto se alonga ou caminha ajuda a eliminar as toxinas e acalma a mente. Transformamos então o esforço em fonte de prazer e leveza.

Prestar atenção ao sentimento é igualmente essencial. Em cada alongamento, em cada contração, há uma mensagem para ouvir. Muitas vezes empurramos o corpo sem ouvi-lo, acreditando que devemos sofrer para ter sucesso. Mover-se de forma consciente significa, pelo contrário, respeitar os seus limites enquanto explora o seu potencial. É se permitir ser gentil consigo mesmo, ao mesmo tempo que se deixa surpreender pelo seu próprio poder.

Os benefícios do movimento consciente são imensos. O sistema linfático, verdadeira rede de eliminação de toxinas, é ativado por essa dança interna. As articulações ficam lubrificadas, os músculos ficam oxigenados e os órgãos recuperam a vitalidade. Mas ainda mais, o movimento consciente nutre a alma. Isso nos traz de volta ao básico: estamos vivos e esta vida merece ser celebrada a cada momento.

Então mime-se com esta dança diária. Quer sejam alguns minutos de respiração movimentada, um passo leve em um caminho na floresta ou a exploração livre ao som de uma música que o inspira, deixe seu corpo se expressar. Deixe que ele lhe mostre do que é capaz e agradeça por tudo que ele permite que você vivencie. É neste estado de despertar e de gratidão que nasce uma verdadeira transformação, onde o corpo se liberta, fica mais leve e recupera o seu brilho natural.

35. Recupere a verdadeira fome

A fome é uma voz interior, um chamado natural do corpo. Porém, no nosso mundo moderno, esta voz é muitas vezes distorcida, mascarada por ruídos externos ou abafada por hábitos que já não respeitam a nossa biologia. Esquecemos a verdadeira fome. Em seu lugar, muitas vezes confundimos apetite, emoções e desejos fugazes com esta necessidade profunda e instintiva que nos conecta à nossa vitalidade.

A verdadeira fome é inconfundível. Ela não é agressiva nem tirânica. Manifesta-se suavemente, como um convite a nutrir as nossas células, a revitalizar o nosso corpo. Não tem nada a ver com desejos, essa falsa necessidade muitas vezes desencadeada pelo estresse, pelo cansaço ou pelo consumo de alimentos desequilibrados.

Para encontrar a verdadeira fome, primeiro você deve reaprender a ouvir o seu corpo. Tudo começa com uma pausa. No momento em que sentirmos vontade de comer, perguntemo-nos: é fome mesmo ou outra coisa? Estou com sede? Estou cansado? Estou procurando conforto? Essa simples pergunta pode transformar a nossa relação com a comida.

A verdadeira fome surge naturalmente quando o corpo digeriu a refeição anterior e necessita de nova energia. É acompanhado por clareza de espírito, estômago calmo e receptivo. Por outro lado, os desejos impulsivos que nos levam a comer alimentos doces ou gordurosos muitas vezes surgem de um desequilíbrio. São sinal de um organismo saturado ou em busca de estímulo.

A escolha alimentar desempenha um papel fundamental. Quanto mais consumimos alimentos vivos, naturais e balanceados, mais reconectamos nosso corpo às suas reais necessidades. Frutas frescas, vegetais crus, couves e nozes são profundamente nutritivos sem serem viciantes. Ao comer desta forma, restauramos a pureza da fome.

O jejum também pode ser um aliado valioso. Ao nos abstermos de comer por algumas horas ou por um dia, deixamos o corpo se purificar e reaprendemos a sentir essa fome profunda e sincera. O jejum suave redefine a nossa relação com a comida e liberta-nos dos automatismos que nos distanciam das nossas sensações.

É importante libertar-se do medo da fome. Na nossa sociedade de abundância, fomos ensinados a temer a menor queda, como se fosse uma ameaça. Contudo, a verdadeira fome não é um inimigo. É uma bússola, um guia que nos leva de volta às nossas necessidades essenciais. Ouvi-lo significa confiar no seu corpo e honrar a sua inteligência inata.

Comer com atenção é mais um passo nessa reapropriação. Aproveite para saborear cada mordida, apreciando os sabores, as texturas e observando como o seu corpo reage. Ao desacelerar, permitimos que a saciedade se instale naturalmente, sem excessos. Redescobrimos também o simples prazer de comer, esta ligação sagrada com a vida.

Retornar à verdadeira fome é, em última análise, retornar a si mesmo. É encontrar um equilíbrio perdido, onde o ato de comer não seja mais uma fuga, mas sim um gesto de amor pelo seu corpo. É libertar-se de injunções e condicionamentos externos para se reconectar com seus instintos. Neste processo encontramos não só um peso saudável, mas também uma profunda serenidade, uma alegria de estar em sintonia consigo mesmo.

36. Os benefícios da alimentação sazonal

Comer de acordo com as estações significa reconectar-se com o ritmo natural da vida. Cada estação traz a sua cota de tesouros para nutrir o nosso corpo e a nossa mente em perfeita harmonia com o que necessitamos naquele preciso momento. Não é por acaso que o verão nos oferece frutas cheias de água, perfeitas para nos hidratar no calor, enquanto o inverno é repleto de raízes, ricas em energia para nos aquecer.

Os alimentos sazonais são vivos, frescos e vibrantes. Colhidos quando maduros, são cheios de nutrientes e vitalidade. Eles não viajaram milhares de quilômetros nem passaram semanas em câmaras frigoríficas. A sua energia está intacta, o seu sabor é autêntico. Ao consumi-los, absorvemos essa vitalidade e fortalecemos a nossa própria energia.

A alimentação sazonal também é uma ótima maneira de aliviar o estresse do nosso corpo. Quando comemos alimentos adequados à estação, facilitamos a digestão e a assimilação. No inverno, os vegetais cozidos trazem maciez e calor ao nosso corpo. No verão, frutas cruas e suculentas refrescam e limpam profundamente.

Adotar uma dieta sazonal também significa honrar a diversidade. Cada estação é uma oportunidade para variar o seu prato, explorar novos sabores e nutrir o seu corpo com uma paleta completa de nutrientes. Abóbora, alho-poró, castanhas no outono; morangos, pepinos e tomates no verão. Esta variedade evita a monotonia e apoia a nossa saúde geral.

Esta escolha consciente também tem impacto no nosso planeta. Comer alimentos locais e sazonais reduz a nossa pegada ecológica. Isto liga-nos aos ciclos da natureza e convida-nos a respeitar os recursos da Terra. Isto leva-nos a repensar o nosso consumo, a privilegiar os pequenos produtores e os mercados locais em vez das prateleiras dos supermercados repletas de produtos fora de época.

Voltar a uma dieta sazonal significa ouvir as necessidades do seu corpo. É observar os ciclos da natureza e segui-los com gratidão. Isto não requer sacrifício, mas simples reabilitação. Ao longo das estações encontramos o equilíbrio, redescobrimos o prazer de comer com atenção e fazemos de cada refeição um ato de amor por nós mesmos e pela Terra.

37. O sol: seu aliado no emagrecimento

O sol é muito mais que uma fonte de luz. É uma energia vital, uma companheira essencial para o nosso bem-estar. Cada raio que acaricia a nossa pele desperta as nossas células, estimula o nosso metabolismo e convida o nosso corpo a reequilibrar-se naturalmente.

Sob a influência do sol, o nosso corpo produz vitamina D, um verdadeiro tesouro para a nossa saúde. Esta vitamina fortalece os nossos ossos, regula o nosso sistema imunitário e desempenha um papel fundamental na gestão do nosso peso. Atua como um guia interno, ajudando nosso corpo a aproveitar melhor os nutrientes e promover uma digestão harmoniosa.

Expor-se ao sol com moderação também significa redescobrir uma conexão profunda com a natureza. Esta luz natural regula os nossos ritmos biológicos, desperta a nossa energia e melhora o nosso humor. Quando nos sentimos bem, a vontade de comer emocionalmente diminui. O sol nos convida a nos movimentar, a sair, a respirar e a cuidar de nós mesmos.

O calor do sol também estimula a circulação e promove a eliminação de toxinas. Ao suar levemente, nosso corpo se liberta dos resíduos acumulados. Uma caminhada matinal sob os raios solares ativa nosso metabolismo enquanto acalma nossa mente.

O sol também atua como regulador do nosso apetite. Quando passamos algum tempo ao ar livre, longe de telas e distrações, ouvimos mais atentamente nossas sensações. O estresse diminui, a vontade de lanchar desaparece e nos reconectamos com a fome verdadeira e satisfeita.

Porém, é importante cultivar uma relação respeitosa com o sol. Alguns minutos por dia são suficientes para desfrutar dos seus benefícios sem arriscar os efeitos da exposição excessiva. Vamos preferir as horas amenas da manhã ou da noite, e proteger a pele se necessário com óleos naturais ou roupas leves.

Acolher o sol no nosso dia a dia significa abrir-nos a uma energia viva e benéfica. É um aliado precioso para equilibrar o nosso peso, nutrir a nossa vitalidade e iluminar o nosso caminho rumo a uma saúde alegre e harmoniosa.

38. Cozinhar sem cozinhar: a arte de viver

Cozinhar sem cozinhar significa voltar ao básico. É redescobrir o poder da comida na sua forma mais pura, aquela que a natureza nos oferece generosamente. Cada fruta, cada vegetal, cada semente está repleta de energia viva que nutre o nosso corpo muito além das calorias.

Cozinhar, embora tenha o seu lugar, pode alterar enzimas valiosas nos alimentos. Essas enzimas são como pequenas chaves que facilitam a nossa digestão, facilitam o trabalho do nosso corpo e nos ajudam a assimilar os nutrientes. Quando optamos por pratos crus, respeitamos esta vida interior e permitimos que as nossas células se regenerem plenamente.

Cozinhar sem cozinhar não significa abrir mão do prazer. Pelo contrário, é um convite à criatividade. Um colorido carpaccio de vegetais, uma salada de fruta acabada de cortar ou até uma pasta de nozes germinadas: tantas delícias que despertam os sentidos ao mesmo tempo que nutrem profundamente.

Os sabores crus são vibrantes e intactos. Lembram o orvalho da manhã, o frescor de um jardim no verão. Estes pratos aproximam-nos do ciclo natural das estações, ancoram-nos no momento presente e despertam em nós uma alegria simples, quase infantil.

Preparar refeições vivas também é um ato de simplicidade. Poucos utensílios, pouca energia gasta, mas máxima vitalidade preservada. É libertar-se das panelas e do forno para se abrir a gestos gentis e espontâneos. Fatiar, misturar, marinar: gestos que celebram a riqueza de texturas e sabores.

Ao comer vivo, proporcionamos ao nosso corpo hidratação natural e fibras intactas que estimulam a digestão. As toxinas são eliminadas mais facilmente e a nossa energia aumenta. Sentimos uma nova leveza, uma clareza de espírito que nos transporta ao longo do dia.

Adotar a arte da vida significa honrar a nossa ligação com a terra e a sua generosidade. É escolher uma dieta que nutra não só o nosso corpo, mas também a nossa alma. Cozinhar sem cozinhar é muito mais do que uma forma de comer: é uma celebração da vida em todas as suas formas.

39. O papel das enzimas na digestão

As enzimas digestivas são verdadeiros mágicos invisíveis. Eles transformam os alimentos que comemos em nutrientes que nosso corpo pode assimilar. Sem eles, as nossas refeições, mesmo as mais saudáveis, permaneceriam inúteis, incapazes de nutrir as nossas células e de nos fornecer a energia de que necessitamos.

Estas enzimas, encontradas naturalmente em alimentos crus, são catalisadores essenciais. Eles iniciam a digestão desde a primeira mordida, reduzindo a carga de trabalho do estômago e do intestino. Ao comer vivo, colaboramos com o nosso corpo, apoiando-o na sua missão em vez de o sobrecarregar.

Quando cozinhamos os nossos alimentos, muitas vezes a temperaturas demasiado elevadas, as enzimas são destruídas. Isto obriga o nosso sistema digestivo a produzir mais enzimas para compensar, o que pode levar à fadiga digestiva, à sensação de peso e, a longo prazo, à sobrecarga metabólica.

Frutas cruas, vegetais, sementes germinadas e nozes estão cheios de enzimas ativas. Cada mordida nesses alimentos é um convite a uma digestão suave e harmoniosa. Ao integrar mais alimentos vivos na nossa vida quotidiana, permitimos que o nosso corpo regresse ao seu ritmo natural, sem forçar ou lutar.

Também é importante mastigar bem para ativar as enzimas presentes na nossa saliva. A digestão começa na boca e cada movimento de mastigação prepara o cenário para o resto do processo. É um gesto simples mas essencial, muitas vezes esquecido nas nossas vidas ocupadas.

As enzimas não se limitam à digestão. Eles também participam na reparação celular, na desintoxicação e na regulação de muitas funções corporais. São aliados valiosos na manutenção da nossa vitalidade e no fortalecimento do nosso sistema imunitário.

Adotar uma dieta rica em enzimas significa dar ao seu corpo um merecido descanso. É deixar a natureza fazer o seu trabalho, com delicadeza, sem excessos ou estresse. É também um caminho para a redescoberta da leveza, da energia renovada e da profunda harmonia entre corpo e mente.

40. Os perigos ocultos dos produtos processados

Os produtos industrializados invadiram nossos pratos, prometendo economia de tempo e comodidade. No entanto, por trás da sua aparência atraente, muitas vezes escondem perigos insuspeitados para a nossa saúde e vitalidade.

Esses alimentos industriais são despojados de sua essência natural. Os processos de processamento, como refino ou pasteurização, removem fibras, enzimas e nutrientes essenciais. O que resta é uma casca vazia, uma fonte de calorias baixas, mas rica em açúcares adicionados, gorduras de baixa qualidade e sal.

Os aditivos são outro flagelo. Conservantes, corantes, intensificadores de sabor, emulsionantes... Estas substâncias químicas perturbam o equilíbrio natural do nosso corpo. Muitos são desreguladores endócrinos ou pró-inflamatórios silenciosos, retardando os nossos processos de regeneração e promovendo o ganho de peso.

Esses produtos também enganam nossos instintos alimentares. Eles são projetados para agradar nossas papilas gustativas, mas não para nutrir nosso corpo. A sua composição desequilibrada estimula desejos irreprimíveis e distorce a nossa sensação de saciedade. Comemos mais do que o necessário, presos ao prazer artificial.

As consequências para a nossa saúde são inúmeras. Fadiga crónica, distúrbios digestivos, excesso de peso, inflamação, doenças metabólicas... Os produtos processados esgotam o nosso sistema digestivo e envenenam as nossas células. A longo prazo, enfraquecem os nossos corpos e perturbam a nossa ligação natural com os alimentos.

Para nos libertarmos da sua influência, devemos regressar à simplicidade. Escolha alimentos crus, no seu estado mais natural possível. Frutas, vegetais, nozes, sementes, legumes e grãos integrais são cheios de vida e nutrem profundamente as nossas células. Eles apoiam a nossa vitalidade enquanto aliviam o nosso corpo de fardos desnecessários.

Comer vivo também significa encontrar equilíbrio emocional. Cozinhar comida de verdade reconecta você ao essencial. Tomamos consciência do que colocamos no prato e da energia que isso nos proporciona. Esta abordagem aparentemente simples é, na realidade, um profundo ato de respeito por si mesmo.

Os produtos processados nos afastam da nossa natureza. Ao evitá-los, encontramos não só a saúde, mas também o autêntico prazer de comer. Um prazer que nutre corpo, alma e espírito ao mesmo tempo.

41. Os benefícios inesperados do jejum intermitente

O jejum intermitente é uma prática simples e natural que permite ao corpo encontrar o seu ritmo profundo. Não é uma privação, mas uma pausa. Uma oportunidade para deixar o nosso sistema digestivo descansar e o nosso corpo se regenerar.

Quando comemos continuamente, nosso corpo permanece em modo de digestão a maior parte do dia. Isso o esgota, mobiliza sua energia e o impede de se dedicar a outras funções essenciais. O jejum intermitente restaura esse equilíbrio. Ao limitar as refeições a um horário definido, permitimos que o corpo respire, limpe as suas células e reinicie os seus mecanismos de autocura.

Durante o jejum, o corpo ativa um processo mágico: a autofagia. Esse fenômeno, que significa literalmente "comer a si mesmo", elimina células danificadas e recicla resíduos. É um tratamento de limpeza interior, benéfico para a saúde, vitalidade e até longevidade.

O jejum intermitente também ajuda a regular o açúcar no sangue e os hormônios. Reduz os picos de insulina, que são responsáveis pelos desejos alimentares e pelas flutuações energéticas. Ao deixar o pâncreas descansar, promove um metabolismo mais estável e uma melhor gestão das reservas de gordura.

Ao contrário da crença popular, o jejum não desacelera o metabolismo. Pelo contrário, otimiza-o. O corpo aprende a recorrer às gorduras para produzir energia, preservando os músculos. É uma abordagem respeitosa, que não força nada, mas que liberta muito.

O jejum intermitente também ilumina a mente. Menos obcecados pelas refeições, redescobrimos uma liberdade interior. Comemos com menos frequência, mas melhor. Cada refeição torna-se um momento precioso, onde escolhemos alimentos vivos, ricos em nutrientes e energia.

Esta prática é adequada para todos. Quer você opte por jejuar por 12, 16 ou 18 horas, o importante é ouvir o seu corpo. Ele sabe o que precisa. Ao respeitar o seu ritmo, você sentirá rapidamente os benefícios: leveza, clareza mental, vitalidade renovada.

O jejum intermitente não é uma restrição, mas um presente que damos a nós mesmos. Um tempo para você, para o seu corpo, para a sua saúde. Uma forma suave e natural de encontrar o equilíbrio, sem esforço, mas com muito amor e respeito pela vida que nos move.

42. Ritualize suas refeições para perder peso com tranquilidade

Comer não é apenas nutrir o corpo, é um ato sagrado, um encontro com a vida que nos sustenta. Muitas vezes, engolimos as nossas refeições às pressas, sem consciência, levados pelo tumulto dos nossos dias. Porém, o ato de comer é muito mais que uma função biológica: é um momento de comunhão consigo mesmo e com a natureza.

Ritualizar as refeições significa devolver-lhes esta dimensão essencial. Aproveite o tempo para preparar a comida. Antes mesmo de tocar no prato, respire fundo e agradeça à terra pelos seus frutos. Este simples reconhecimento eleva a sua vibração e predispõe o seu corpo a receber o que necessita.

Sente-se em um lugar tranquilo. Desligue distrações e telas: sua refeição merece toda a sua atenção. Sinta o aroma dos alimentos, admire suas cores. Mastigue devagar, como se cada garfada fosse uma meditação. Ao se alimentar dessa forma, você permite que seu corpo digira melhor, assimile melhor e guarde apenas o melhor.

Quando você come com atenção, seu corpo sabe que deve parar na hora certa. Você encontra a saciedade natural, aquela que ocorre bem antes da sensação de peso. Ritualizar as refeições também significa aprender a reconhecer as suas verdadeiras necessidades, para além dos desejos ditados pelo stress ou pelas emoções.

Cada refeição torna-se então uma oportunidade para se nutrir, mas também para se iluminar. Escolhemos alimentos vivos, cheios de energia, que respeitam o nosso corpo e lhe fornecem tudo o que necessita. Comemos para nos sentirmos bem, não para preencher um vazio.

Este ritual acalma a mente tanto quanto apoia o corpo. Ancora-nos no momento presente, longe das preocupações do dia. Ao comer assim, encontramos uma conexão profunda com o nosso instinto, a nossa intuição. Voltamos a ouvir as mensagens do nosso corpo: fome, saciedade, desejo por este ou aquele alimento.

Comer em paz é respeitar o ritmo da vida. Não é se privar, mas sim se reconectar com o que é essencial. Cada refeição torna-se um ato de amor consigo mesmo, um momento para reorientar, equilibrar, iluminar. E nesta leveza recém-descoberta, descobrimos a simples alegria de estar vivos.

43. As armadilhas das dietas clássicas

As dietas clássicas, essas promessas de milagres em poucas semanas, costumam ter uma aparência atraente. Vendemos-lhe um emagrecimento rápido, a silhueta dos sonhos, mas a que preço? Por trás dos seus slogans cativantes, estas dietas escondem armadilhas insidiosas que prejudicam tanto o corpo como a mente.

A primeira armadilha é a restrição. Impomos privações drásticas ao corpo, acreditando que podemos domesticá-lo como uma máquina. Mas o corpo é um aliado, não um inimigo. Diante dessas privações, ele entra em resistência. Ele desacelera o metabolismo, armazena o menor excesso e sempre exige mais quando está exausto.

Outra armadilha é a padronização. Comer de acordo com um plano rígido, desconectado dos nossos desejos e necessidades profundas, significa ignorar as mensagens que o corpo nos envia. Cada pessoa é única. Os nossos ritmos, os nossos gostos, as nossas histórias alimentares não podem ser reduzidos a uma lista universal de alimentos "bons" e "maus".

As dietas clássicas também ignoram a importância da qualidade. Às vezes nos oferecem produtos com baixo teor de gordura, cheios de aditivos e ingredientes processados. Esses chamados alimentos "dietéticos" são muitas vezes desprovidos de vida. Eles enganam as papilas gustativas, mas deixam o corpo vazio, frustrado, porque espera que os verdadeiros nutrientes funcionem.

O perigo das dietas não para no nível físico. Alteram a nossa relação com a comida, criando um ciclo tóxico de culpa e compensação excessiva. Comemos por obrigação, depois desabamos e depois nos punimos. Essa espiral alimenta a insatisfação, nunca o equilíbrio.

E quanto aos efeitos a longo prazo? A maioria das dietas promete resultados rápidos, mas poucas cumprem suas promessas ao longo do tempo. Uma vez abandonada a dieta, muitas vezes o peso volta, às vezes com suplemento. Esse é o famoso efeito ioiô, um estresse imenso no corpo, que esgota e atrapalha.

Para sair dessas armadilhas, você precisa mudar sua perspectiva. Em vez de tentar controlar o corpo, aprendamos a ouvi-lo. Em vez de restringir, procuremos nutrir. Uma alimentação viva, adaptada, rica em cor e vitalidade, dá-nos a energia que necessitamos sem frustrações.

Perder peso com alegria significa libertar-se dessas dietas clássicas e aprender a viver novamente em harmonia consigo mesmo. Ao respeitar o seu corpo, ao honrar as suas necessidades, você descobre uma magreza duradoura, mas sobretudo uma leveza interior que não é passageira.

44. Volte ao básico: alimentação intuitiva

Nosso corpo é um guia maravilhoso. Desde o início dos tempos, ele sabe o que precisa para viver, curar e prosperar. No entanto, nas nossas vidas modernas, perdemos gradualmente esta ligação. Bombardeados com informações contraditórias, dietas padronizadas e alimentos artificiais, esquecemos o essencial: ouvir a nossa própria natureza.

A alimentação intuitiva é o retorno a essa sabedoria inata. É a arte de confiar no seu corpo em vez de seguir regras impostas de fora. Imagine por um momento: quando você está com sede, não precisa de manual para saber beber. Por que não aconteceria o mesmo com a fome, a saciedade ou com os alimentos que te chamam?

Este caminho começa com o silêncio interior. Silenciar as liminares, o "devo" e o "não devo". Ao cultivar a autopresença, redescobrimos a magia dos nossos instintos. Quando você escuta de verdade, o corpo exige alimentos simples, vivos e cheios de vitalidade. Ele exige o que o nutre profundamente, não o que o sobrecarrega ou oprime.

Comer intuitivamente também significa respeitar a sensação de fome e saciedade. Muitas vezes comemos por hábito, emoção ou restrições sociais. No entanto, a verdadeira fome nunca é um grito desesperado; ela é gentil, sutil e sabe se fazer ouvir quando lhe damos espaço.

Alimentos processados, muito salgados, muito doces, enganam nossos instintos ao confundir os sinais naturais do corpo. Eles excitam artificialmente nossas papilas gustativas sem realmente nos nutrir. Voltar à alimentação intuitiva significa escolher os alimentos na sua forma mais simples, aquela que a natureza nos oferece generosamente: frutas maduras, vegetais crocantes, sementes cheias de energia.

Mas a intuição não se limita ao que comemos; também se estende à maneira de fazer isso. Aproveite o tempo. Respire entre cada mordida. Sinta as texturas, os aromas, a vida que se desenrola em cada alimento. Ao desacelerar, você dá ao corpo a oportunidade de falar com você: "Chega" ou "Mais", ele lhe dirá se você está atento.

Comer intuitivamente é um ato de amor próprio. Não julga, não restringe, mas convida à exploração alegre e consciente. Ao retornar a essa abordagem, você não apenas aliviará seu corpo, mas também acalmará sua mente. Você redescobre o prazer simples e autêntico de nutrir todo o seu ser.

Voltar ao básico significa abandonar crenças limitantes e redescobrir uma liberdade esquecida. Uma liberdade onde comer deixa de ser uma batalha e passa a ser uma celebração, onde cada refeição se torna um momento de profunda ligação consigo mesmo e com a vida que o rodeia.

45. Respiração: um auxiliar natural para emagrecer

A respiração, este ato tão simples e ao mesmo tempo tão essencial, é muitas vezes relegada para segundo plano da nossa atenção. Porém, a respiração, esse fluxo de vida que nos anima, é muito mais do que uma função automática: é uma ferramenta poderosa para recuperar o equilíbrio, a vitalidade e até a leveza.

Quando respiramos profundamente, convidamos o oxigênio a penetrar em cada célula, em cada fibra do nosso ser. Este oxigénio, um combustível precioso, estimula o nosso metabolismo e promove a eliminação de toxinas. Ao respirar melhor, limpamos suavemente o nosso corpo e permitimos que ele funcione com mais harmonia.

A respiração consciente é uma aliada valiosa no controle do estresse, esse grande perturbador dos nossos hábitos alimentares. Quem nunca sentiu uma fome repentina, ditada não por uma necessidade física, mas por uma emoção? Ao reservar um momento para respirar profunda e calmamente, acalmamos a mente, acalmamos as tensões e frustramos esses impulsos compulsivos que nos oprimem.

A respiração, quando ampla e controlada, também reativa o nosso fogo interior, essa energia vital que anima os nossos órgãos e estimula a digestão. A respiração profunda, lenta e consciente atua como uma massagem interior, promovendo a circulação de líquidos, o bom funcionamento do intestino e a eliminação de resíduos.

Experimente, por exemplo, a respiração abdominal. Coloque uma mão na barriga e inspire lentamente, deixando o abdômen se expandir como um balão. Em seguida, expire com a mesma lentidão, esvaziando completamente os pulmões. Repita este gesto várias vezes. Não apenas sua mente se acalma, mas você sente um calor suave enchendo seu estômago, prova de que a energia está fluindo livremente novamente.

A respiração também desempenha um papel fundamental no equilíbrio ácido-base. A respiração insuficiente pode contribuir para o acúmulo de acidez no corpo, perturbando nosso equilíbrio interno. Ao respirar plenamente, ajudamos o corpo a evacuar o excesso de dióxido de carbono, um resíduo metabólico ácido, e promovemos um ambiente mais alcalino, propício à saúde e ao emagrecimento.

Para ir mais longe, integre práticas de movimento consciente, como ioga ou tai chi, onde a respiração orienta cada gesto. Estas disciplinas, ao conciliar respiração e movimento, fortalecem suavemente os músculos, estimulam o sistema linfático e aumentam a nossa capacidade de queimar energia de forma eficiente.

Aprender a respirar significa encontrar uma âncora, uma conexão consigo mesmo. É honrar a vida em sua simplicidade e profundidade. E oferece ao seu corpo a ferramenta mais natural e acessível para iluminar, regenerar e irradiar vitalidade.

46. Bebidas que despertam vitalidade

Na agitação de nossas vidas modernas, as bebidas energéticas artificiais criaram um nicho para si mesmas, prometendo milagres em apenas um gole. Mas estes elixires sintéticos, ricos em açúcares refinados e estimulantes químicos, apenas esgotam os nossos recursos internos. Felizmente, a natureza nos oferece alternativas infinitamente mais ricas que respeitam a nossa vitalidade.

A água pura continua sendo a rainha das bebidas. É a fonte da vida por excelência, limpando cada célula, cada órgão, e permitindo ao corpo exercer as suas funções com fluidez. Beber água de qualidade, sem cloro, idealmente enriquecida com minerais naturais, é o primeiro passo para nutrir a sua vitalidade. Água com limão, por exemplo, fornece um impulso alcalinizante logo pela manhã. Esprema um limão num copo de água morna para despertar o metabolismo, purificar o fígado e estimular a digestão.

Os sucos de frutas e vegetais frescos são verdadeiros tesouros líquidos. Ricos em enzimas vivas, vitaminas e minerais, fornecem energia imediata enquanto desintoxicam o corpo. Faça um suco verde com pepino, aipo, espinafre e um toque de maçã para obter o equilíbrio perfeito entre doçura e poder revitalizante. Esses sucos concentram a força da natureza e nutrem profundamente cada célula, sem sobrecarga digestiva.

As infusões de ervas são aliadas essenciais. O chá de gengibre, por exemplo, aquece o corpo, estimula a circulação e acalma inflamações. O alecrim, por sua vez, desperta a mente e promove a digestão. O chá Matcha, este chá verde japonês em pó, é uma maravilha para os dias exigentes: liberta energia estável e duradoura graças à sua riqueza em antioxidantes e L-teanina, um aminoácido que acalma a mente ao mesmo tempo que a desperta.

Os leites vegetais caseiros, preparados a partir de amêndoas, avelãs ou coco, também são bebidas nutritivas e energéticas. Misture estes ingredientes com um pouco de água e um toque de baunilha ou canela para obter um leite macio, alcalinizante e cheio de vida. Esses leites fornecem bons ácidos graxos e minerais essenciais para apoiar as funções celulares e fortalecer a vitalidade.

O kefir de água e o kombuchá são bebidas fermentadas cheias de probióticos, bactérias amigas da nossa flora intestinal. Ao reequilibrar a microbiota, apoiam a assimilação de nutrientes e fortalecem a imunidade. Essas bebidas vivas e levemente espumantes trazem um toque alegre e leve aos seus dias.

Finalmente, reconecte-se com a simplicidade e o instinto. Ouça o seu corpo: às vezes ele pede água fria simples enriquecida com algumas folhas de hortelã ou água com infusão de pepino. Às vezes é uma bebida quente e reconfortante que acalma e repara.

Saborear estas bebidas vivas significa honrar o seu corpo e a natureza. É nutrir-se com uma energia vibrante, pura e alegre, que sustenta cada passo no caminho da leveza e da saúde. Que cada gole seja uma celebração, um convite para despertar a vitalidade e florescer plenamente.

47. Diga adeus aos alimentos inflamatórios

A inflamação crônica é como uma brasa que arde silenciosamente no corpo, consumindo lenta mas seguramente nossa vitalidade. É a causa de muitas doenças modernas: fadiga, dores nas articulações, distúrbios digestivos, ganho de peso e até mesmo certas doenças crônicas. Mas temos o poder de apagar essa brasa revisando o nosso prato.

Certos alimentos, embora omnipresentes nas nossas cozinhas e nos nossos hábitos, alimentam esta inflamação insidiosa. Os açúcares refinados, por exemplo, são verdadeiros disruptores. Causam picos de açúcar no sangue, seguidos de quedas repentinas, cansando o pâncreas e promovendo um estado inflamatório. Troque esses açúcares vazios por doces naturais como frutas frescas, tâmaras ou um pouco de mel cru, que nutrem o corpo sem esgotá-lo.

Farinhas brancas e produtos processados, muitas vezes cheios de aditivos e óleos de baixa qualidade, também são inimigos da vitalidade. Esses alimentos ditos "mortos" carecem de fibras e nutrientes e sobrecarregam nosso corpo. Substitua-os por alternativas vivas e nutritivas: pão caseiro, grãos integrais ou mesmo sementes germinadas, cheias de enzimas e vida.

Os óleos refinados, ricos em ômega-6, são outro pilar da inflamação. Escolha óleos prensados a frio, como azeite ou óleo de linhaça, que fornecem ácidos graxos essenciais, promovem a regeneração celular e aliviam a inflamação.

Os produtos lácteos, embora tradicionalmente associados à saúde, são frequentemente problemáticos. Sua lactose, caseína e perfil inflamatório podem sobrecarregar o sistema digestivo e causar desequilíbrios. Experimente alternativas vegetais caseiras: leites de amêndoa, caju ou coco, ricos em minerais e suaves para o corpo.

Carnes vermelhas e industrializadas, cheias de gorduras saturadas e aditivos, merecem ser consumidas com muita moderação. Escolha fontes de proteína leves e antiinflamatórias: peixes gordurosos ricos em ômega-3, lentilhas, grão de bico e tofu fermentado.

Finalmente, observe seu corpo. Cada organismo é único e o que é inflamatório para um pode ser neutro para outro. O importante é ouvir os sinais que o seu corpo lhe envia após cada refeição: cansaço, inchaço, desconforto são mensagens.

Dizer adeus aos alimentos inflamatórios é oferecer ao corpo um banho de frescor e leveza. Significa reconectar-se com uma alimentação que respeite as leis da natureza, nutra as nossas células e honre a nossa energia vital. Ao adotar essas mudanças com gentileza e alegria, cada refeição torna-se um passo em direção à saúde, à realização e à plena vitalidade.

48. Aprenda a amar comidas simples

Num mundo saturado de produtos processados, embalagens coloridas e sabores amplificados artificialmente, esquecemos a beleza da simplicidade. E, no entanto, é nesta simplicidade que reside a verdadeira riqueza da nossa alimentação.

Uma fruta madura colhida à mão, um punhado de vegetais acabados de colher, algumas nozes ou sementes... Estes alimentos simples, vivos e naturais são os tesouros que a natureza nos oferece. Eles contêm tudo o que nosso corpo necessita: vitaminas, minerais, enzimas, fibras e energia pura. Mas para aprender a amá-los, às vezes temos que reaprender a ouvir os nossos sentidos.

Quando foi a última vez que você mordeu uma maçã e saboreou sua suavidade doce e textura crocante? Ou provou um tomate beijado pelo sol, sem sal nem vinagrete, simplesmente para apreciar a sua pura essência? Estas experiências lembram-nos que simplicidade não significa austeridade, mas sim uma verdadeira ligação com o que comemos.

Alimentos simples também são aqueles que respeitam o nosso corpo. São fáceis de digerir, não sobrecarregam os órgãos e fornecem energia duradoura. Ao contrário dos produtos refinados e das misturas complexas que cansam o aparelho digestivo, um prato de vegetais crus ou levemente cozidos no vapor, acompanhado de um punhado de sementes germinadas, nutre o corpo e a alma.

Para amar comidas simples é fundamental voltar à fonte: a sua origem, a sua sazonalidade, a sua preparação. Cozinhar torna-se então um ritual alegre e respeitoso. Uma cenoura ralada, guarnecida com um fio de azeite e raspas de limão, pode tornar-se numa explosão de sabores, muito mais satisfatória do que um prato complexo.

Redescobrir estes alimentos significa também redescobrir o nosso paladar, muitas vezes entorpecido pelo excesso de sal, açúcar ou aditivos. Ao deixar de lado esses estimulantes artificiais, nossas papilas gustativas recuperam a sensibilidade, e um punhado de amêndoas simples ou uma simples fatia de pêra podem se tornar verdadeiras delícias.

A simplicidade alimentar também convida a uma forma de gratidão. Ao consumir alimentos na sua forma mais pura, ligamo-nos à terra, a quem os cultiva e ao ciclo da vida. Ela nos ancora no momento presente e nos lembra que saúde, alegria e leveza muitas vezes estão nas coisas mais humildes.

Aprender a amar alimentos simples significa, em última análise, aprender a amar a si mesmo: a respeitar o nosso corpo, a ouvi-lo e a oferecer-lhe o que ele realmente precisa. É também um caminho para a serenidade e a leveza, um passo para uma vida mais viva e alegre.

49. Atenção plena na cozinha

Cozinhar é muito mais do que apenas preparar alimentos. É um ato sagrado, um diálogo íntimo entre nosso corpo, nossa mente e a natureza. Muitas vezes comemos automaticamente, absorvidos pelos nossos pensamentos ou distraídos pelas telas. Porém, a atenção plena na cozinha pode transformar nossa relação com a comida e nos guiar no caminho para uma saúde radiante.

Ao cozinhar, comece respirando profundamente. Reserve um momento para observar as cores vivas dos vegetais, sentir os aromas dos temperos, tocar a textura dos alimentos. Cada ingrediente conta uma história, a da terra que o viu nascer, do sol que o alimentou. Ao reservar um tempo para apreciar esses tesouros, você cultiva uma gratidão que nutre tanto a alma quanto o corpo.

Prepare as suas refeições com a simplicidade em mente. Corte, misture, tempere com amor, sem pressa. É neste espaço de atenção que a magia acontece. Os sabores parecem mais ricos, os cheiros mais cativantes e você fica totalmente conectado com o que está oferecendo ao seu corpo.

Comer conscientemente prolonga essa experiência. Largue os talheres entre cada mordida, mastigue devagar e experimente bem. Você descobrirá então que seu corpo o guia naturalmente em direção à saciedade. O consumo excessivo, muitas vezes motivado por estresse ou tédio, desaparece.

Mindfulness na cozinha é um convite para desacelerar, para ouvir, para sentir. É um regresso ao básico, onde cada refeição se torna uma celebração da vida e um gesto de amor consigo mesmo. Com este ritual, você não apenas ilumina sua mente, mas também apoia sua saúde e alegria interior.

50. O ritual da escovação a seco para escorrer

A nossa pele, esse órgão maravilhoso, é muito mais que uma barreira protetora. É um sistema de eliminação completo, muitas vezes chamado de "terceiro rim". Quando cuidamos da nossa pele, apoiamos todo o sistema linfático e facilitamos a eliminação das toxinas que obstruem o nosso corpo.

A escovagem a seco é um ritual ancestral, simples e poderoso, para ativar esta função. Basta uma escova de fibra natural e alguns minutos por dia para sentir os benefícios. Este gesto estimula a circulação sanguínea, desperta o sistema linfático, esfolia a pele e promove uma sensação imediata de leveza.

Pratique este ritual antes do banho, quando a pele estiver seca. Comece pelos pés e suba lentamente em direção ao coração, usando movimentos longos e fluidos. Imagine que cada pincelada liberta seu corpo do peso acumulado. Percorra as pernas, braços, barriga e costas, sempre num movimento ascendente em direção ao centro do corpo.

Além dos benefícios físicos, a escovação a seco é um momento para você. Convida você a desacelerar, ouvir seu corpo e honrá-lo. Este ritual cria uma conexão íntima com o seu envelope carnal, um momento para agradecer à sua pele por tudo o que ela faz por você.

Com o tempo, você notará que sua pele fica mais macia e brilhante. Você se sentirá mais leve, tanto física quanto mentalmente. Ao integrar este ritual na sua vida diária, você oferece ao seu corpo uma ajuda valiosa para drenar e libertar-se das toxinas, ao mesmo tempo que fortalece o seu bem-estar interior. Uma prática simples, mas incrivelmente transformadora, para apoiar o seu caminho para a vitalidade.

51. Saúde em todas as células

Nosso corpo é composto de bilhões de células, cada uma vibrando como um pequeno universo em si. Estas células, estes microcosmos vivos, são a base da nossa saúde. Quando cada célula é nutrida e livre de seus resíduos, todo o nosso ser se ilumina com vitalidade.

Mas como podemos dar às nossas células o que elas precisam? A resposta é simples: pureza e abundância. As células prosperam em um ambiente alcalino e hidratado, rico em nutrientes vivos. Alimentam-se do que a natureza nos oferece na sua forma mais crua: frutas maduras, vegetais crocantes, sementes germinadas e água pura e cheia de energia.

Por outro lado, as células sufocam diante da acidez gerada pelos alimentos processados, excesso de proteínas animais, açúcares refinados e toxinas ambientais. Estes intrusos perturbam o seu funcionamento, retardam a regeneração e promovem a inflamação.

A saúde celular assenta em dois pilares: nutrição e eliminação. Cada pedaço de um alimento vivo – uma fruta suculenta, uma folha fresca de verduras, um punhado de nozes cruas – é uma bênção para as suas células. Ao mesmo tempo, é crucial incentivar a eliminação dos resíduos celulares. Água, movimentos suaves, respiração consciente e tempos de jejum dão às células espaço para se limparem e se renovarem.

Visualize seu corpo como um oceano. Cada célula é uma gota neste oceano. Se a água estiver limpa, as gotas brilharão. Se estiver nublado, eles murcharão. A chave para a clareza está no que você escolhe ingerir e nos hábitos que cultiva diariamente.

Aproveite o tempo para honrar suas células. Desacelere, mastigue, respire profundamente. Trate o seu corpo com a luz da comida viva e o amor de um estilo de vida simples. Você verá então suas células irradiarem e, com elas, sua saúde, sua energia e sua alegria de viver.

52. Ritmos naturais de digestão

O nosso corpo é uma obra-prima de ritmo, uma orquestra onde cada órgão desempenha a sua parte segundo ciclos bem definidos. A digestão, este processo fascinante, segue ritmos naturais que é fundamental respeitar para viver em harmonia com o seu corpo.

De manhã, é hora de eliminação. Após uma noite de descanso, o corpo se liberta das toxinas acumuladas. Durante esta fase, é melhor não sobrecarregar o sistema digestivo. As frutas, ricas em água e enzimas, são as aliadas perfeitas para auxiliar nesse processo. Eles limpam suavemente enquanto recarregam o corpo com energia vibrante.

Ao meio-dia, o fogo digestivo está no auge. Este é o momento perfeito para a refeição principal do dia. Neste momento, o corpo está pronto para transformar alimentos mais substanciais em energia. Opte por refeições equilibradas e coloridas: vegetais crus e cozidos, cereais integrais, proteínas vegetais ou animais em pequenas quantidades. Mas tenha cuidado, mantenha os pratos simples e evite excessos que sobrecarreguem a digestão.

À noite, o corpo começa a desacelerar. É um tempo dedicado à regeneração. Um jantar leve, à base de sopas ou legumes cozidos no vapor, permite que o sistema digestivo descanse antes de anoitecer. Lembre-se de que a digestão consome energia valiosa, melhor usada para reparar e revitalizar as células enquanto você dorme.

Respeitar estes ritmos naturais significa desfrutar de uma digestão fluida e sem problemas. Também ajuda a prevenir inflamações, inchaço e aquela sensação de peso que esgota o corpo.

Ouça seu corpo e seus sinais. Ele o orienta em suas necessidades, que muitas vezes são muito diferentes do que ditam os hábitos modernos. Ao se reconectar com esses ciclos naturais, você se alinha com a sabedoria ancestral, aquela que nos lembra que cada momento tem seu papel na harmonia da vida.

53. Por que evitar o excesso de acidez?

Nosso corpo é um templo delicadamente equilibrado, projetado para funcionar em harmonia sutil onde a acidez e a alcalinidade dançam juntas. Quando esse equilíbrio é perturbado pelo excesso de acidez, todo o corpo sofre.

A acidez excessiva, muitas vezes causada por uma dieta muito rica em alimentos processados, proteínas animais, açúcares refinados e bebidas estimulantes como café ou refrigerante, inflama o terreno interno. Esse desequilíbrio sobrecarrega os órgãos emunitarios – rins, fígado, pulmões, pele – responsáveis pela eliminação dos resíduos ácidos. Resultado? Fadiga crônica, dores nas articulações, inflamação, distúrbios digestivos e ganho de peso podem ocorrer.

Para entender por que é tão importante prevenir a acidez, visualize suas células como pequenos jardins. Se o solo for demasiado ácido, as plantas – as nossas células – morrem. Os nutrientes não circulam mais adequadamente, a energia diminui e as funções vitais se deterioram.

Felizmente, a natureza nos oferece soluções simples e poderosas para recuperar o equilíbrio. Os vegetais verdes, crus ou cozidos, estão cheios de minerais alcalinizantes como magnésio, potássio e cálcio. As frutas frescas, especialmente as ricas em água como o melão, as frutas vermelhas e as frutas cítricas (paradoxalmente alcalinizantes depois de digeridas), limpam e revitalizam.

Adote hábitos que apoiam o equilíbrio ácido-base: comece o dia com um copo de água morna com limão para alcalinizar o solo, adicione sementes germinadas às suas refeições para obter uma vitalidade incomparável e limite o excesso de alimentos ácidos.

Lembre-se que o estresse e os pensamentos negativos, assim como a comida, geram acidez. Aprenda a respirar, meditar e cultivar emoções positivas para acalmar o corpo e a mente.

Ao reduzir o excesso de acidez, você dá ao seu corpo a capacidade de se autorregular, se autocurar e vibrar em todo o seu potencial. Você dá às suas células espaço para florescer e à sua vitalidade uma chance de brilhar.

54. O papel fundamental da fibra alimentar

As fibras alimentares, muitas vezes negligenciadas, são, no entanto, aliadas valiosas na busca pela saúde e pelo bem-estar. São a chave para uma digestão harmoniosa, um controlo eficaz do peso e a prevenção de doenças crónicas. Mas o seu papel vai muito além do que geralmente imaginamos.

As fibras são as vassouras do nosso sistema digestivo. Eles atuam como um limpador natural, eliminando resíduos, toxinas e metais pesados acumulados em nossos intestinos. O seu poder regulador é essencial para manter o nosso intestino saudável. Também garantem o bom funcionamento da flora intestinal, promovendo a proliferação de bactérias boas que, por sua vez, fortalecem o nosso sistema imunitário.

Consumir fibra não é benéfico apenas para a digestão, mas também para o equilíbrio ácido-base. Ao regular os ácidos estomacais, a fibra promove um ambiente mais alcalino, propício a uma melhor absorção de nutrientes e à redução da inflamação. Assim, uma alimentação rica em fibras contribui ativamente para o equilíbrio interno, permitindo ao organismo defender-se melhor contra ataques externos.

Além disso, a fibra desempenha um papel crucial no controle de peso. Eles retardam a passagem dos alimentos pelo sistema digestivo, criando uma sensação duradoura de saciedade. Isso ajuda a limitar os desejos, ao mesmo tempo que regula a insulina e melhora a sensibilidade a esse hormônio essencial para o metabolismo da gordura. Quando a fibra é abundante na dieta, ela atua como um freio natural à alimentação excessiva e ajuda a manter um peso estável e um corpo harmonioso.

As fontes de fibra são múltiplas e acessíveis. Frutas e vegetais crus, sementes, legumes, grãos integrais, algas marinhas e frutas secas são alimentos ricos em fibras que não só nutrem o corpo, mas também proporcionam uma vitalidade incomparável. Ao optar por alimentos crus, vivos e naturais, você promove melhor qualidade nutricional, mas também melhor assimilação das fibras.

Lembre-se que para que a fibra cumpra seu papel, ela deve ser consumida como parte de uma alimentação saudável e balanceada. Devem ser acompanhados de uma boa hidratação e atividade física regular, o que ampliará seus benefícios. É assim que se tornam aliados preferidos para uma saúde vibrante e um corpo leve.

Em resumo, a fibra é essencial para o nosso bem-estar. Permitem-nos manter uma digestão óptima, prevenir doenças crónicas, regular o nosso peso e proteger-nos contra inflamações. O seu lugar é, portanto, essencial numa alimentação viva e anti-inflamatória, fonte de saúde e vitalidade.

55. Os benefícios das nozes e sementes

As nozes e as sementes são verdadeiros tesouros nutricionais, joias naturais para integrar na nossa alimentação diária para nutrir o nosso corpo, a nossa mente e a nossa energia vital. Estas pequenas maravilhas contêm nutrientes poderosos e múltiplos benefícios que contribuem para o nosso bem-estar de forma profunda e duradoura.

Em primeiro lugar, as nozes e as sementes são ótimas fontes de gorduras saudáveis. Contêm principalmente gorduras insaturadas, essenciais para nutrir o coração, manter a boa circulação sanguínea e equilibrar os níveis de colesterol. Estas gorduras, especialmente as presentes nas amêndoas, nozes, nozes e sementes de linhaça, desempenham um papel fundamental na proteção das membranas celulares e na melhoria da função cerebral. São também aliados contra a inflamação, ajudando a reduzir o risco de doenças crónicas, como doenças cardiovasculares e doenças inflamatórias.

Nozes e sementes também são ricas em proteínas vegetais, o que as torna uma vantagem para pessoas que desejam reduzir a ingestão de proteína animal e, ao mesmo tempo, manter uma ingestão adequada. Por exemplo, sementes de chia, abóbora e cânhamo são verdadeiros concentrados proteicos completos que nutrem os músculos e apoiam o metabolismo. Estas proteínas também são fáceis de digerir e assimilar, o que promove um melhor controlo do peso e da massa muscular.

Mas os benefícios das nozes e sementes não param por aí. Também são ricos em fibras, o que promove uma ótima digestão, melhor regulação do trânsito intestinal e uma sensação duradoura de saciedade. A fibra desempenha um papel crucial no equilíbrio ácido-base do corpo e ajuda a eliminar toxinas acumuladas no sistema digestivo. Ao consumir nozes e sementes regularmente, você não apenas melhora sua digestão, mas também sua imunidade, alimentando boas bactérias intestinais e reduzindo a inflamação.

Esses alimentos também são uma fonte valiosa de micronutrientes. As nozes, em particular, são repletas de vitaminas (como vitamina E e do complexo B) e minerais (como magnésio, zinco e selênio), que apoiam a saúde óssea, a função nervosa e a produção de energia. O magnésio, em particular, é um mineral que ajuda a reduzir o estresse, acalmar a mente e promover um sono reparador. Quanto ao selênio, é um poderoso antioxidante que protege as células do envelhecimento prematuro e apoia a saúde da tireoide.

As sementes de linhaça e chia, ricas em ácidos graxos ômega-3, ajudam a nutrir o cérebro e a manter a pele saudável e brilhante. Estes ácidos gordos essenciais são cruciais para equilibrar a proporção de ómega 3 e ómega 6 na nossa dieta, o que ajuda a combater a inflamação e a apoiar o nosso sistema nervoso.

O consumo regular de nozes e sementes também pode apoiar o equilíbrio hormonal saudável, especialmente graças às lignanas encontradas na semente de linhaça. Esses fitoquímicos imitam a ação do estrogênio no corpo e podem ser particularmente benéficos para as mulheres, apoiando a saúde das mamas e regulando os ciclos hormonais.

Como parte de uma dieta viva e antiinflamatória, as nozes e as sementes revelam-se aliadas essenciais para nutrir profundamente o nosso corpo. Fornecem nutrientes essenciais e propriedades anti-inflamatórias que ajudam a reduzir o risco de doenças crónicas, ao mesmo tempo que fortalecem a nossa vitalidade e energia.

Ao integrar estas pequenas maravilhas da natureza na sua alimentação diária, você não só nutre o seu corpo, mas também a sua alma. Um punhado de nozes ou sementes, seja como lanche, nos seus smoothies, saladas ou pratos, é um gesto simples, mas poderoso, para apoiar a sua saúde e bem-estar.

56. Alimentos fermentados: aliados do intestino

Na nossa busca pela saúde e bem-estar, é essencial reconhecer a importância da nossa microbiota intestinal. Este complexo ecossistema é o lar de milhares de milhões de bactérias que desempenham um papel fundamental na digestão, na imunidade, no controlo do peso e até na saúde mental. Para manter uma microbiota equilibrada, nada é mais valioso do que alimentos fermentados. Estes tesouros da natureza, ricos em probióticos, são ainda mais essenciais numa dieta viva e anti-inflamatória.

A fermentação é um processo ancestral, utilizado há milénios para conservar os alimentos, ao mesmo tempo que lhes confere benefícios únicos. A fermentação dos alimentos cria um ambiente propício ao crescimento de microrganismos benéficos, incluindo lactobacilos, bifidobactérias e outras cepas de probióticos. Estas bactérias nutrem a nossa flora intestinal, contribuindo para a digestão dos alimentos e a produção de vitaminas essenciais, ao mesmo tempo que ajudam a manter uma barreira intestinal forte e saudável.

Um dos maiores benefícios dos alimentos fermentados é a capacidade de melhorar a digestão. Isso ocorre porque os probióticos presentes nesses alimentos ajudam a quebrar nutrientes complexos, facilitando sua absorção pelo intestino. Eles também desempenham um papel fundamental na degradação das fibras, permitindo um melhor controle do inchaço, gases e distúrbios digestivos, como prisão de ventre.

Os alimentos fermentados também são poderosos aliados contra a inflamação, fator chave em muitas patologias modernas, como obesidade, distúrbios metabólicos e doenças crônicas. Ao equilibrar a microbiota intestinal, estes alimentos ajudam a reduzir a inflamação sistémica. Isto é especialmente importante numa dieta anti-inflamatória, onde o objetivo é nutrir o corpo com alimentos que apoiam o equilíbrio interno, ao mesmo tempo que minimizam o stress e os fatores de inflamação.

Os vegetais fermentados, como chucrute, kimchi ou picles, são particularmente ricos em fibras, vitaminas e antioxidantes, fortalecendo assim a capacidade do organismo de combater os radicais livres. A fermentação aumenta a biodisponibilidade dos nutrientes contidos nestes vegetais, permitindo ao nosso organismo assimilá-los de forma mais eficiente. Por exemplo, as vitaminas B, especialmente a B12, e a vitamina K2, encontradas em grandes quantidades no chucrute e no kimchi, são nutrientes cruciais para o sistema nervoso e a saúde óssea.

Além disso, os laticínios fermentados como iogurte, kefir ou queijo cru são excelentes fontes de probióticos que promovem o equilíbrio da flora intestinal. Esses produtos também podem ser mais fáceis de digerir para pessoas sensíveis à lactose, graças às bactérias que decompõem parcialmente esse açúcar. O Kefir, em especial, é um concentrado de benefícios, não só para o intestino, mas também para o sistema imunológico, para a pele e para o metabolismo.

Os alimentos fermentados também oferecem uma ajuda valiosa na manutenção de um peso saudável. Ao promover uma melhor digestão e uma ótima assimilação dos nutrientes, ajudam a regular o apetite e a evitar os desejos. Ao restaurar o equilíbrio da flora intestinal, reduzem a inflamação, muitas vezes causa de desequilíbrios hormonais que levam ao ganho excessivo de peso.

Consumir alimentos fermentados significa optar por nutrir o corpo de forma inteligente, cuidando da microbiota intestinal, esse verdadeiro "segundo cérebro" que influencia não só a digestão, mas também o humor e a energia. É também uma abordagem preventiva contra muitas patologias inflamatórias, melhorando a função imunitária e equilibrando os processos metabólicos.

Incorporar alimentos fermentados em sua dieta diária é um ato de amor ao seu corpo. Seja nas saladas, nos pratos cozinhados ou num simples lanche, estes alimentos são aliados naturais que nutrem e regeneram o intestino, órgão central na nossa busca pela vitalidade, saúde e bem-estar.

57. Acalme desejos emocionais

Os desejos emocionais são companheiros invisíveis, mas muito reais em nossas vidas diárias. Muitas vezes ocorrem quando procuramos preencher um vazio interior, um sofrimento emocional ou um estresse, refugiando-nos na comida. No entanto, estes desejos são apenas uma resposta temporária, um engodo que esconde as nossas verdadeiras necessidades. Acalmar esses desejos pode ser um caminho para um melhor relacionamento consigo mesmo e uma alimentação mais consciente, a serviço do nosso bem-estar.

Os desejos emocionais manifestam-se de diferentes formas: podem ser desencadeados por um evento estressante, ansiedade, um momento de fadiga ou mesmo por emoções não expressas. Muitas vezes, não é a fome física que os motiva, mas a necessidade de se confortar, relaxar ou escapar de uma emoção difícil. Procuramos então o "prazer imediato" num alimento, muitas vezes doce ou gorduroso, na esperança de que esta sensação de satisfação alivie a tensão interior. Porém, a longo prazo, estas soluções superficiais apenas reforçam o desconforto inicial.

É fundamental compreender que nestes momentos não estamos respondendo a uma necessidade nutricional, mas sim a um chamado emocional. É aqui que entra o mindfulness, uma prática de voltar para dentro de si, para ouvir melhor as suas emoções e as suas verdadeiras necessidades. Quando sentimos um desejo emocional, pode ser útil parar por um momento, respirar fundo, colocar a mão na barriga e nos perguntar: "O que estou sentindo?" » Muitas vezes, a fome é apenas uma ilusão, uma forma de escapar de desconfortos emocionais que não queremos enfrentar. Ao reservar um momento para estarmos presentes com nós mesmos, podemos desviar o foco da comida e atender às nossas necessidades de uma forma mais saudável e nutritiva.

Isto não significa que devamos evitar os prazeres gustativos, muito pelo contrário. Comer com atenção e alegria é a chave para nutrir nosso corpo e alma. Mas é importante distinguir a fome verdadeira da fome emocional. É nesta distinção que reside a chave do equilíbrio. Quando sentir um desejo emocional, em vez de procurar uma comida reconfortante, mime-se com um momento de bem-estar: um passeio na natureza, um banho relaxante, uma sessão de respiração profunda ou uma atividade criativa. São esses momentos de atenção a nós mesmos que nutrem verdadeiramente o nosso ser interior.

L'alimentation vivante, riche en nutriments et en enzymes, joue également un rôle important dans l'équilibre émotionnel. Une nourriture vivante, composée de fruits, légumes, graines et noix, nourrit notre corps tout en apportant des éléments essentiels à notre système nerveux. Les oméga-3, présents dans les graines de lin, les noix et les poissons gras, ainsi que les vitamines B et le magnésium, sont des alliés précieux pour stabiliser notre humeur et notre niveau de stress. Une alimentation anti-inflammatoire, basée sur des aliments frais, non transformés, aide à maintenir une énergie constante et une meilleure régulation des émotions. C'est un véritable soutien pour éviter que les émotions négatives ne deviennent des déclencheurs de fringales.

De plus, l'hydratation joue un rôle central dans la gestion des fringales émotionnelles. Parfois, lorsque nous ressentons un besoin irrépressible de grignoter, notre corps nous envoie un message de déshydratation. Boire une grande gorgée d'eau, ou mieux encore, une infusion d'herbes apaisantes comme la camomille ou la lavande, peut aider à dissiper cette sensation de faim. Les tisanes ne nourrissent pas seulement le corps, elles nourrissent aussi l'esprit, en créant une pause bienfaisante dans notre journée.

Enfin, il est essentiel de cultiver un rapport harmonieux à la nourriture. Cela passe par l'apprentissage de l'alimentation intuitive, cette capacité à manger selon nos véritables besoins, sans culpabilité ni excès. Cela implique aussi de reconnaître les moments où l'on utilise la nourriture pour combler une émotion plutôt qu'un besoin physique. Se réconcilier avec son corps, accepter que certaines périodes sont plus difficiles que d'autres, et offrir à son corps et à son esprit des moments de bienveillance plutôt que de jugement, voilà la véritable clé pour apaiser les fringales émotionnelles.

Ainsi, au lieu de lutter contre ces fringales, nous pouvons apprendre à les comprendre et à les apprivoiser. Elles deviennent alors un signal pour revenir à soi, pour nourrir notre âme de manière plus authentique, plus profonde. C'est dans cette approche douce, respectueuse de nos rythmes internes, que l'on trouve la liberté véritable : celle d'une alimentation consciente, d'une vie plus sereine, et d'un corps en harmonie avec ses besoins naturels.

58. Se détoxifier des polluants modernes

Dans notre monde moderne, l'exposition aux polluants est devenue une réalité inévitable. L'air que nous respirons, l'eau que nous buvons, les aliments que nous consommons, tous sont imprégnés de substances chimiques qui s'infiltrent insidieusement dans notre organisme. Les métaux lourds, les pesticides, les plastiques, les conservateurs alimentaires et bien d'autres polluants se logent dans nos cellules, perturbent nos fonctions vitales et, à terme, nuisent à notre santé. Mais la bonne nouvelle, c'est qu'il existe des moyens naturels et puissants pour se détoxifier et retrouver l'équilibre.

A desintoxicação não é um fenômeno único ou superficial. Requer uma abordagem global, uma escuta atenta ao corpo e uma vontade de regressar aos hábitos simples, em harmonia com o nosso ambiente natural. A chave para esta desintoxicação reside na ativação dos nossos processos de eliminação, apoiados em práticas de estilo de vida que promovam a eliminação de toxinas.

A importância dos órgãos de eliminação

O corpo humano é uma maravilhosa máquina de desintoxicação, equipada com órgãos capazes de eliminar toxinas naturalmente: fígado, rins, pele, intestinos e até pulmões. Todos os dias, esses órgãos realizam um trabalho colossal para eliminar resíduos da digestão, metabolismo celular e toxinas externas. Mas face à acumulação de poluentes modernos, estes órgãos podem por vezes ficar sobrecarregados. Para apoiar a sua função, é importante fornecer-lhes formas de funcionar de forma otimizada.

Uma dieta viva e antiinflamatória é um pilar da desintoxicação. Alimentos ricos em antioxidantes, como frutas e vegetais frescos, frutas vermelhas, frutas cítricas, além de vegetais crucíferos (brócolis, repolho, rabanete), são poderosos aliados nesse processo. Eles ajudam a neutralizar os radicais livres e apoiam a eliminação de metais pesados e outras toxinas. Por exemplo, o brócolis contém sulforafanos, compostos que estimulam a atividade hepática e promovem a eliminação de substâncias tóxicas. Frutas ricas em vitamina C, como laranja e kiwi, auxiliam no funcionamento do fígado e na produção de colágeno, elemento essencial para uma pele saudável, ele próprio um importante órgão de eliminação.

As fibras alimentares, por sua vez, são fundamentais para a desintoxicação do intestino. Eles ajudam a eliminar toxinas pelas fezes e promovem uma boa digestão, evitando que as toxinas sejam reabsorvidas pelo corpo. Sementes de linhaça, vegetais verdes, grãos integrais e legumes são fontes perfeitas de fibras solúveis e insolúveis para limpeza profunda.

Água: o elixir da desintoxicação

Beber água pura e suficientemente hidratante é essencial para uma boa drenagem. A água ajuda a eliminar resíduos através dos rins e ajuda a lubrificar nossos sistemas internos. Para reforçar o efeito desintoxicante da água, você pode adicionar plantas ou frutas como hortelã, limão ou gengibre, que proporcionam propriedades estimulantes da digestão e do trato urinário. A infusão de plantas desintoxicantes, como o dente-de-leão ou a bétula, também é muito benéfica para ativar a eliminação de toxinas.

A hidratação também é uma ferramenta valiosa para "limpar" o corpo dos poluentes acumulados. A água ajuda a remover resíduos de metais pesados, produtos químicos e outras substâncias, que são eliminados pela urina. Portanto, uma hidratação suficiente ajuda a apoiar os rins e os órgãos de eliminação, ao mesmo tempo que mantém um ambiente interno ideal para a regeneração celular.

Os benefícios da transpiração

A pele, como órgão de eliminação, desempenha um papel fundamental na desintoxicação. A transpiração é uma forma natural do corpo eliminar toxinas. Tomar banhos quentes, praticar atividades físicas ou usar saunas são formas eficazes de estimular a transpiração. O desporto, em particular, é uma forma suave e eficaz de acelerar a circulação sanguínea, melhorar a oxigenação dos tecidos e promover a eliminação de resíduos através do suor. A atividade física regular, seja caminhada rápida, ioga ou dança, ajuda a desintoxicar o corpo, ao mesmo tempo que proporciona muitos benefícios para a saúde física e mental.

Reduzir a exposição a poluentes

É claro que a melhor maneira de se desintoxicar dos poluentes modernos é evitá-los tanto quanto possível. Isto exige escolhas conscientes no dia a dia: favorecer alimentos orgânicos para limitar a exposição a pesticidas e produtos químicos, usar cosméticos naturais sem parabenos ou sulfatos, limitar o uso de plásticos e produtos químicos em casa. Ao evitar essas fontes de poluição, você reduz a carga de toxinas que pesam no seu corpo, permitindo que ele funcione melhor e elimine melhor o que já está acumulado.

Os benefícios de retornar à natureza

Outro aspecto fundamental da desintoxicação reside no regresso aos ritmos naturais e a uma vida mais próxima da natureza. Reconectar-se com a terra, reservando um tempo para ouvir os ritmos do nosso corpo e da natureza, permite-nos restaurar um equilíbrio profundamente restaurador. Passar algum tempo ao ar livre, ao sol, nas florestas ou perto da água ajuda a reduzir o estresse e promove a desintoxicação natural. Esses momentos de calma permitem que nosso corpo e mente se regenerem.

Desintoxicação, uma jornada rumo à vitalidade

A desintoxicação dos poluentes modernos não é apenas um processo físico, é também uma abordagem ao bem-estar geral. É uma jornada rumo a uma melhor saúde, maior vitalidade e verdadeira harmonia consigo mesmo. Não se trata de seguir uma moda ou um programa de desintoxicação rápida, mas de restabelecer um estilo de vida que respeite as necessidades do nosso corpo, nutrindo as nossas células, apoiando os nossos órgãos de eliminação, reduzindo toxinas e encontrando uma forma de equilíbrio.

Quando cuidamos do nosso corpo de forma natural e consciente, permitimos que ele se regenere profundamente, elimine as impurezas acumuladas e recupere a sua plena capacidade de funcionamento. Esta abordagem, gentil e respeitosa, é a chave para uma saúde duradoura e um bem-estar profundo. A desintoxicação é um processo contínuo, um regresso constante ao essencial, para uma vida mais saudável, leve e plena.

59. Reconecte-se com a natureza para perder peso

No nosso mundo moderno, cada vez mais pessoas se encontram desligadas da natureza, absorvidas por um quotidiano frenético e por preocupações tecnológicas que nos distanciam da nossa essência profunda. No entanto, os nossos corpos foram concebidos para viver em harmonia com a natureza, e esta ligação é um factor chave não só para o nosso bem-estar físico e mental, mas também para um processo de perda de peso saudável e sustentável.

Perder peso não se limita simplesmente à redução de calorias ou à prática de atividade física. É um processo que deve ocorrer com profundo respeito pelo corpo e pelos seus ritmos naturais. A natureza, com a sua infinita sabedoria, oferece-nos tudo o que necessitamos para restabelecer o equilíbrio, estimular a nossa vitalidade e reconectar-nos a uma forma de ser que promove a saúde. Regressar à natureza significa encontrar um equilíbrio natural, restaurar práticas simples e permitir que o nosso corpo recupere os seus mecanismos de autorregulação.

A natureza como aliada para equilibrar nosso metabolismo

Quando nos afastamos dos artifícios da sociedade moderna e regressamos às práticas simples e naturais, restauramos a capacidade do nosso corpo de funcionar da forma como foi concebido para funcionar. Estresse, poluição, junk food e estilo de vida sedentário perturbam nossos processos biológicos. Porém, ao nos reconectarmos com a natureza, podemos restaurar a harmonia interior, essencial para permitir que o metabolismo funcione de forma eficiente e queime gordura naturalmente.

A natureza convida-nos a seguir ritmos biológicos simples e a reconectar-nos com hábitos alimentares ancestrais. Por exemplo, ao consumir produtos locais e sazonais, alinhamo-nos com os ciclos naturais da Terra, que ditam a disponibilidade de determinados alimentos em diferentes épocas do ano. Estas escolhas alimentares, mais ricas em nutrientes e mais adaptadas às nossas necessidades, promovem não só uma melhor digestão, mas também uma óptima gestão do peso.

Caminhadas e atividades físicas ao ar livre

Praticar atividade física ao ar livre é um elemento fundamental para se reconectar com a natureza e ativar um processo duradouro de perda de peso. Caminhar na natureza, na floresta ou perto da água faz muito mais do que estimular a circulação sanguínea e queimar calorias. Também ajuda a liberar hormônios do bem-estar, como endorfinas e serotonina, que reduzem o estresse e a ansiedade, dois fatores frequentemente associados ao ganho excessivo de peso.

A exposição à natureza também é uma forma de "reinicialização". Respirar ar puro, absorver a luz do dia, sentir a terra sob os pés ou os elementos na pele ativam processos fisiológicos que apoiam a perda de peso saudável. Está comprovado que a exposição regular à natureza melhora o metabolismo, aumenta a energia e promove um sono melhor, um elemento chave para perder peso com alegria.

Os benefícios dos alimentos locais e sazonais

Retornar à natureza também significa reconectar-se com os alimentos locais e sazonais. Estes produtos não só são mais ricos em nutrientes, como correspondem a ciclos naturais que respeitam a nossa biologia. Comer vegetais cultivados no solo, frutas suculentas e ervas aromáticas frescas é uma forma poderosa de restaurar o equilíbrio do nosso corpo.

Os alimentos locais e sazonais também são menos processados, o que significa menos conservantes, produtos químicos e pesticidas na nossa alimentação. Ao privilegiar uma alimentação saudável, simples e vibrante, o nosso corpo recupera a capacidade de digerir melhor, eliminar melhor e gerir melhor a gordura. Legumes, frutas, nozes e sementes são aliados valiosos nesse processo. Por exemplo, os vegetais de folhas verdes, como o espinafre ou a couve, são particularmente ricos em minerais, antioxidantes e fibras, essenciais para promover uma boa digestão e um metabolismo ideal.

A importância do sono e do descanso em harmonia com a natureza

A natureza também nos ensina a importância do sono e do descanso. Quando estamos em contato com ele, sentimos o chamado para desacelerar, para parar, para ouvir os sinais que nosso corpo nos envia. O sono é essencial para perder peso e manter uma boa saúde. Ao nos reconectarmos com a natureza, restauramos um ritmo de vida mais natural, que promove um sono de melhor qualidade, reduz a inflamação e permite ao corpo reparar tecidos, eliminar toxinas e gerir a gordura armazenada de forma mais eficaz.

A luz solar natural, a calma da natureza e os ritmos do pôr do sol e do nascer do sol influenciam o nosso ciclo circadiano. Quando vivemos em harmonia com estes ritmos, o nosso corpo está mais bem preparado para lidar com os processos de digestão e eliminação, o que desempenha um papel crucial na gestão do peso.

O poder da conexão emocional com a natureza

Por fim, reconectar-se com a natureza para perder peso também significa redescobrir o poder calmante do ambiente natural sobre o nosso bem-estar emocional. Muitos de nós comemos por estresse, ansiedade ou emoções negativas, o que pode levar a comportamentos alimentares desequilibrados. Recarregar baterias na natureza, respirar profundamente, observar árvores, ouvir o canto dos pássaros ou sentar-se perto da água ajuda a reduzir a ansiedade, recuperar a clareza mental e desenvolver uma relação mais saudável com a comida.

Quando nos reconectamos com nosso ambiente natural, também nos reconectamos com nossa natureza mais profunda. Aprendemos a ouvir melhor as nossas necessidades, a desapegar-nos de hábitos alimentares ditados por emoções negativas e a cultivar uma abordagem mais consciente e intuitiva da alimentação.

Perder peso com alegria: um retorno ao básico

Voltar à natureza para perder peso é acima de tudo um ato de amor e respeito por si mesmo. Trata-se de cuidar do corpo de forma natural, contando com práticas simples, mas poderosas: alimentação viva, atividade física ao ar livre, sono reparador e escuta das nossas necessidades mais profundas. Ao nos reconectarmos com a natureza, nos reconectamos com a nossa própria essência, aquela que nos guia rumo ao peso ideal e à saúde duradoura, na alegria e no equilíbrio.

60. Banhos derivados: o aliado pouco conhecido do detox

Numa época em que a inflamação, o stress e a poluição são inimigos invisíveis da nossa saúde, é fundamental procurar soluções simples e naturais para purificar o corpo. Às vezes, basta retornar às práticas ancestrais esquecidas para se reconectar com a saúde profunda. Os banhos derivados, método simples e poderoso, são um deles. No entanto, esta técnica, que é um verdadeiro tesouro, ainda permanece largamente ignorada por muitos adeptos da desintoxicação e da saúde natural.

Os banhos derivados são um método de desintoxicação que atua tanto no corpo quanto na mente. Consiste na utilização de água fria para estimular a circulação sanguínea, desintoxicar profundamente o corpo e promover a eliminação de toxinas, ao mesmo tempo que proporciona sensação de bem-estar e leveza. Esta prática simples, mas poderosa, pode transformar sua vida diária, iluminar seu corpo e promover um processo natural de perda de peso.

Um mecanismo de desintoxicação profunda

Os banhos derivados atuam na capacidade do organismo de eliminar resíduos acumulados, muitas vezes ligados à má alimentação, ao estresse ou ao sedentarismo. Ao resfriar certas áreas do corpo, principalmente a parte inferior do abdômen e as regiões pélvicas, este método ativa o sistema linfático e estimula os órgãos naturais: fígado, rins, pele e intestinos. Estas áreas são frequentemente pontos de estagnação onde as toxinas se concentram. Através da ação da água fria, a circulação sanguínea é despertada, permitindo que os órgãos eliminem mais facilmente as toxinas e se regenerem.

Ao contrário do que se possa pensar, a ação da água fria não provoca um choque brutal no corpo. Pelo contrário, irá ativar mecanismos naturais de defesa e estimular a circulação de forma suave e profunda, permitindo uma desintoxicação progressiva mas contínua. É uma forma de despertar as forças vitais do corpo para permitir que ele se purifique profundamente e absorva melhor os nutrientes que recebe.

Uma ajuda valiosa no controle da inflamação

A inflamação crônica é um dos principais inimigos da saúde moderna. Quer esteja ligada a uma alimentação demasiado açucarada, a alimentos processados ou ao stress, a inflamação é responsável por muitas patologias e é também um obstáculo ao processo de perda de peso. Os banhos derivados atuam diretamente nesta inflamação, estimulando a circulação e facilitando a eliminação dos resíduos inflamatórios do corpo. Ao reduzir a inflamação, esta prática permite que o corpo recupere o equilíbrio e funcione melhor, criando um ambiente mais propício à perda de peso.

O método do banho derivado também afeta o sistema nervoso. A exposição à água fria estimula a produção de noradrenalina, um neurotransmissor essencial no controle do estresse e da inflamação. Isto ajuda a reduzir a tensão acumulada no corpo e promove uma melhor regulação do metabolismo.

Um acompanhamento natural para uma dieta viva e antiinflamatória

Os banhos derivados não substituem uma alimentação saudável e viva, mas são um complemento poderoso. Quando combinados com uma dieta anti-inflamatória, baseada em alimentos vivos, não processados e ricos em nutrientes, alcançam resultados muito mais rápidos e duradouros. Por exemplo, ao consumir uma dieta rica em vegetais frescos, frutas da estação, sementes e nozes, e ao eliminar produtos industriais, nutrimos o nosso corpo de forma ideal. Os banhos derivados, ao estimularem a eliminação de toxinas e reduzirem a inflamação, promovem a assimilação destes nutrientes essenciais ao mesmo tempo que libertam o corpo dos seus excessos.

Uma boa alimentação, além dos banhos derivados, ajuda a fortalecer o sistema imunológico, restabelecer um bom equilíbrio hormonal e manter um metabolismo ativo e eficiente. Juntas, estas práticas ajudam a reequilibrar as funções fisiológicas do corpo, ao mesmo tempo que facilitam a gestão do peso, sem privações ou dietas draconianas.

A prática dos banhos derivados: simples e acessível a todos

Uma das maiores vantagens dos banhos derivados é a sua simplicidade. Não é um método complexo, nem requer equipamentos caros ou difíceis de usar. Basta uma toalha limpa, uma bacia com água fria e alguns minutos por dia para experimentar os benefícios desta prática.

O método envolve sentar-se em um assento com as pernas afastadas e um pano embebido em água fria colocado sobre a região pélvica. Esta posição permite que a água fria estimule a circulação, ao mesmo tempo que é perfeitamente confortável. Os banhos derivados podem ser feitos várias vezes por semana, ou mesmo todos os dias, para beneficiar dos seus efeitos desintoxicantes a longo prazo.

Os resultados são visíveis após alguns dias ou semanas de prática: mais energia, pele mais clara, digestão mais suave e bem-estar geral que promove um estilo de vida mais leve e natural.

Um retorno às fontes de bem-estar

Desintoxicar-se através de banhos derivados significa reconectar-se com práticas simples e ancestrais que respeitam os ritmos naturais do corpo. Num mundo onde procuramos constantemente soluções complicadas e artificiais, este método lembra-nos que existem formas simples, naturais e eficazes de encontrar o nosso equilíbrio. Ao praticar banhos derivados regularmente, ajudamos o nosso corpo a livrar-se das impurezas, a recuperar a sua energia vital e a criar um ambiente interno propício à saúde e à perda de peso duradoura.

Os banhos derivados são, portanto, uma ferramenta valiosa no arsenal da desintoxicação natural e permitem cultivar um bem-estar profundo ao mesmo tempo que apoiam o corpo no seu processo de regeneração. É um método suave mas poderoso que nos ajuda a perder peso com alegria e em harmonia com o nosso corpo.

61. Domando a gordura: o bom e o ruim

Na jornada para uma saúde ideal, é essencial restaurar o equilíbrio interior, e isso muitas vezes começa com a forma como percebemos e integramos as gorduras na nossa dieta. Durante muito tempo, a gordura foi estigmatizada, jogada no mesmo cesto que os açúcares e outros alimentos considerados prejudiciais. Porém, é hora de colocar as coisas em perspectiva e redescobrir as virtudes da gordura, sabendo distinguir o bom do mau.

A gordura é, de longe, um dos macronutrientes mais incompreendidos. Para muitos, continua a ser sinónimo de aumento de peso, problemas de saúde cardíaca e inflamação. No entanto, sem ele, o corpo não poderia funcionar adequadamente. A gordura não é apenas uma fonte de energia; desempenha um papel essencial na produção de membranas celulares, na absorção de vitaminas lipossolúveis e na regulação hormonal. Em outras palavras, é fundamental para o nosso bem-estar. A questão não é, portanto, evitar completamente as gorduras, mas sim aprender a escolher as gorduras certas e a consumi-las de forma equilibrada.

Gorduras boas: aliadas da saúde

As gorduras são nutrientes essenciais para a vida, mas nem todas as gorduras são iguais. Existe uma grande diferença entre gorduras poliinsaturadas e gorduras saturadas, entre gorduras animais e gorduras vegetais, e entre gorduras processadas e gorduras naturais.

As chamadas gorduras "boas" são gorduras poliinsaturadas e gorduras monoinsaturadas. Estes últimos estão particularmente presentes nos óleos vegetais prensados a frio, como o azeite, o óleo de linhaça ou o óleo de colza, bem como no abacate, nos frutos secos, nas sementes e nos peixes gordos como o salmão ou a cavala. Estas gorduras não só ajudam a nutrir o corpo, mas também apoiam a redução da inflamação, a regulação do colesterol e a proteção do coração.

Os ômega-3, encontrados em alimentos como sementes de chia, sementes de linhaça e peixes oleosos, são particularmente benéficos. Eles têm propriedades antiinflamatórias e são essenciais para o bom funcionamento do cérebro e a saúde da pele. O consumo adequado de ômega-3, além de uma dieta rica em antioxidantes, pode ajudar a prevenir muitas patologias ligadas à inflamação, como doenças cardiovasculares, artrite ou mesmo certas formas de depressão.

Além disso, essas gorduras saudáveis são aliadas valiosas no controle de peso. Ao contrário das gorduras trans ou saturadas, promovem a saciedade e ajudam a regular os níveis de insulina, o que ajuda a evitar desejos e a prevenir a acumulação de gordura corporal indesejada.

Gorduras ruins: evite a todo custo

Ao contrário das gorduras saudáveis, as gorduras saturadas e as gorduras trans são responsáveis por muitos distúrbios metabólicos. As gorduras saturadas, encontradas em carnes gordurosas, laticínios integrais, manteiga e óleos tropicais como o óleo de palma, podem promover inflamação e aumentar o risco de doenças cardíacas e diabetes tipo 2. Seu consumo excessivo perturba o metabolismo e promove o armazenamento de gorduras corporais, particularmente nas áreas abdominais, frequentemente associadas a um risco aumentado de doenças.

As gorduras trans, por outro lado, são ainda mais insidiosas. Eles são criados pela hidrogenação de óleos vegetais, processo que transforma óleos insaturados em gorduras sólidas. São encontrados em diversos produtos industriais: biscoitos, doces, frituras, refeições preparadas e margarinas. As gorduras trans perturbam gravemente a função celular, aumentam os níveis de colesterol ruim (LDL), ao mesmo tempo que reduzem o colesterol bom (HDL) e promovem inflamação crônica.

Portanto, é essencial evitar ao máximo essas gorduras. Tomar consciência dos produtos processados e industriais da nossa alimentação é o primeiro passo para nos libertarmos dos efeitos deletérios dessas gorduras. Óleos refinados, produtos açucarados e gordurosos da indústria alimentar não têm lugar numa dieta viva, anti-inflamatória e amiga do corpo.

Domando gorduras: consumo consciente e equilibrado

O segredo para perder peso com alegria e manter uma saúde ideal está no equilíbrio. Não se trata de se privar, mas de entender a diferença entre as gorduras que nutrem e as que prejudicam. O excesso de gorduras saturadas ou trans prejudica a capacidade do corpo de queimar gordura e metabolizar os nutrientes de maneira adequada. Por outro lado, um consumo equilibrado de gorduras saudáveis ajuda a regular os hormônios, a manter a saúde celular e a manter um peso saudável.

Incorporar gorduras saudáveis em todas as refeições, como um punhado de nozes na salada, uma colher de sopa de azeite para temperar os vegetais ou peixe oleoso como fonte de proteínas e gorduras nutritivas, é uma forma de nutrir o corpo e, ao mesmo tempo, permitir que ele se recupere. regenerado.

Uma dieta viva e antiinflamatória: uma visão holística

As gorduras, tal como outros macronutrientes, não devem ser consumidas isoladamente, mas sim integradas numa dieta holística e viva. Isso significa escolher alimentos frescos, não processados, ricos em nutrientes e cultivados de acordo com os ciclos naturais. Além disso, combinar gorduras saudáveis com fibras, proteínas vegetais e carboidratos complexos ajuda a manter o metabolismo equilibrado e reduz o risco de inflamação.

O papel das gorduras na nossa dieta não se limita ao controlo do peso. São essenciais para a saúde da nossa pele, para a regulação do nosso humor, para a nossa capacidade de gerir o stress e para a nossa energia diária. Assim, domar a gordura significa aprender a integrá-la de forma inteligente na nossa alimentação, evitando as armadilhas das gorduras nocivas e cultivando um estilo de vida que respeite os ritmos naturais do nosso corpo.

Ao adoptar uma abordagem consciente às gorduras e escolhê-las sabiamente, podemos nutrir o nosso corpo, fornecer-lhe os recursos de que necessita e permitir-lhe transformar-se, ao mesmo tempo que nos libertamos de pesos desnecessários, não só a nível físico, mas também a nível emocional. e nível energético.

62. Proteínas vegetais: construtores de luz

Na nossa busca por uma alimentação saudável e equilibrada, é crucial repensar o lugar das proteínas na nossa vida quotidiana. Muitas vezes associamos proteínas a carne, ovos e produtos de origem animal, esquecendo que a natureza nos oferece uma riqueza infinita de fontes vegetais que são igualmente nutritivas, mas muito mais leves para o corpo e a mente. As proteínas vegetais são os construtores de luz do corpo, aliadas perfeitas para uma saúde duradoura e um corpo esguio.

As proteínas são essenciais para a vida, são os blocos de construção das nossas células, músculos, hormônios e enzimas. Eles desempenham um papel fundamental na reparação e crescimento dos tecidos, na produção de energia e na manutenção de um metabolismo funcional. No entanto, as proteínas animais, muitas vezes ricas em gorduras saturadas e purinas, podem causar desequilíbrios e inflamações crónicas, patologias cada vez mais comuns nas nossas sociedades modernas. É aqui que entram em jogo as proteínas vegetais, como alternativas leves e amigas da saúde.

Os benefícios das proteínas vegetais: uma riqueza natural

As proteínas vegetais não são apenas mais leves para digerir, mas também são carregadas com nutrientes valiosos que sustentam o corpo de maneira suave e eficaz. Ao optar por fontes vegetais, você integra uma variedade de vitaminas, minerais, fibras e poderosos antioxidantes em sua dieta. Ao contrário das proteínas animais, também não contêm gorduras saturadas e toxinas provenientes da agricultura intensiva.

Leguminosas, como lentilhas, grão de bico, feijão e fava, são fontes excepcionais de proteína vegetal. Eles também contêm fibras que auxiliam a digestão e regulam o açúcar no sangue, fornecendo energia duradoura sem os picos e quedas de açúcar frequentemente associados às proteínas animais. Estas fibras também nutrem a flora intestinal, essencial para uma digestão ideal e um sistema imunitário forte.

Sementes como chia, linho, abóbora e girassol também são ricas em proteínas e oferecem gorduras saudáveis, principalmente ômega-3, que desempenham um papel fundamental na redução da inflamação e na proteção do coração. Eles também são excelentes fontes de minerais como magnésio, zinco e ferro. Estas pequenas sementes são verdadeiros concentrados de vitalidade, fortalecendo as estruturas do corpo ao mesmo tempo que nutrem a mente.

Nozes, como amêndoas, castanhas de caju ou nozes, completam esta paleta de proteínas vegetais, fornecendo uma combinação de proteínas, gorduras saudáveis e antioxidantes. Ajudam a melhorar a circulação sanguínea, nutrir a pele e promover a regeneração celular.

Tofu, tempeh e outros produtos de soja são fontes completas de proteínas, o que significa que contêm todos os aminoácidos essenciais de que o corpo necessita. Além disso, a soja é uma proteína vegetal particularmente interessante pela sua riqueza em isoflavonas, compostos que apoiam o equilíbrio hormonal e combatem a inflamação.

Proteínas leves, mas poderosas

As proteínas vegetais são construtoras de luz. Eles têm a capacidade de nutrir profundamente, ao mesmo tempo que facilitam o trabalho da digestão e reduzem o impacto nos nossos órgãos vitais, como os rins e o fígado. Ao contrário das proteínas animais, que podem ser difíceis de metabolizar, as proteínas vegetais são facilmente absorvidas e utilizadas pelo organismo. São aliados perfeitos para quem deseja manter um corpo saudável, sem sobrecarregar os sistemas orgânicos.

As proteínas vegetais também desempenham um papel preventivo no controle de peso. O seu alto teor de fibras promove uma sensação duradoura de saciedade, o que ajuda a limitar os lanches e a manter um peso estável, sem privações ou frustrações. Além disso, estas proteínas ajudam a regular os níveis de açúcar no sangue, reduzindo assim os riscos de diabetes tipo 2 e outras doenças metabólicas.

A integração de proteínas vegetais em uma dieta antiinflamatória

Numa dieta viva e anti-inflamatória, a ênfase deve estar nas escolhas alimentares naturais e não processadas. As proteínas vegetais, além de serem benéficas no controle do peso e na prevenção de doenças, têm um papel fundamental na redução da inflamação crônica. Ao substituir fontes animais por proteínas vegetais, ajudamos a reduzir os fenómenos inflamatórios, que estão na origem de muitas patologias modernas, como distúrbios digestivos, dores nas articulações, doenças cardiovasculares e até certas formas de cancro.

As proteínas vegetais, devido ao seu alto teor antioxidante e baixos níveis de gorduras saturadas, ajudam a reduzir os radicais livres e a proteger o corpo contra o envelhecimento precoce. Também apoiam a regeneração celular e o equilíbrio das funções hormonais, contribuindo para o bem-estar geral.

Conciliando prazer e saúde

A integração das proteínas vegetais na nossa alimentação não deve ser um constrangimento, mas sim uma oportunidade para redescobrir o prazer dos alimentos simples e naturais. O segredo está na autenticidade dos ingredientes, na sua frescura e na forma como os preparamos. Por exemplo, sopas de lentilha, saladas de grão de bico, wraps de vegetais e homus ou smoothies enriquecidos com sementes e nozes podem ser pratos deliciosos e nutritivos.

Estas proteínas vegetais não são apenas uma resposta às nossas necessidades nutricionais, são também uma forma de cultivar uma relação mais saudável com a nossa alimentação, mais consciente e em harmonia com o nosso corpo. Permitem-nos nutrir profundamente as nossas células, preservando ao mesmo tempo o nosso equilíbrio natural.

Assim, reintegrar as proteínas vegetais na nossa vida quotidiana significa escolher construtores leves que sustentem o corpo sem o pesar e que nutram a mente ao mesmo tempo que proporcionam vitalidade e energia. Ao fazer esta escolha, optamos por uma saúde duradoura, uma silhueta refinada e um bem-estar geral.

63. Aprenda a desacelerar para digerir melhor

A digestão é um processo fascinante, uma dança subtil onde cada passo, cada movimento, cada ingrediente desempenha o seu papel. No entanto, nas nossas vidas agitadas, tendemos a negligenciar este delicado mecanismo. Comemos rápido, engolimos a comida sem prestar atenção, sem respeitar o tempo que nosso corpo leva para assimilá-la corretamente. É aqui que entra em jogo um princípio fundamental: aprender a desacelerar.

Desacelerar não é apenas um convite para reservar um momento para si, é também uma forma de reconectar nosso corpo ao seu ritmo natural. E quando aplicamos este princípio à digestão, os benefícios são múltiplos: melhor assimilação dos nutrientes, redução do inchaço, melhor equilíbrio hormonal e metabolismo otimizado. É um ato de respeito pelo nosso corpo, um gesto que lhe permite trabalhar em harmonia, sem ser empurrado.

A ligação entre digestão e velocidade

Nosso sistema digestivo, assim como toda a nossa fisiologia, foi projetado para funcionar suavemente, em um ambiente calmo. Mas hoje vivemos em um ritmo alucinante. Fazemos as nossas refeições em poucos minutos, muitas vezes em frente a um ecrã, absortos nas nossas preocupações. Esse estresse, essa agitação, perturba não só o nosso sistema nervoso, mas também o nosso sistema digestivo.

Quando comemos rapidamente, ingerimos muito ar, o que pode causar inchaço e sensação de peso. Além disso, não damos tempo à nossa saliva para acompanhar a comida no processo inicial de quebra dos carboidratos. A saliva, carregada de enzimas digestivas, desempenha um papel fundamental: inicia a digestão dos alimentos ricos em amido e prepara o terreno para o resto do processo. Se mastigarmos muito rapidamente, esta primeira etapa da digestão é negligenciada, forçando o estômago e o intestino a trabalharem mais para compensar.

Ao desacelerar, oferecemos ao nosso corpo a oportunidade de iniciar cada fase da digestão em profundidade. Cada mordida é uma oportunidade para nutrir verdadeiramente o nosso corpo, sem pressa, permitindo-lhe receber e assimilar os alimentos de forma otimizada.

Os benefícios da digestão lenta e consciente

Desacelerar nos permite ter consciência do que comemos. Quando comemos devagar, notamos a cor, a textura, o cheiro e até o sabor dos alimentos. Cada refeição torna-se um momento de prazer, um momento de despertar sensorial. Saboreamos verdadeiramente a nossa comida, o que não só acalma a nossa mente, mas também ativa sinais no nosso cérebro que promovem a saciedade.

Esta atenção consciente ajuda-nos a reconectar-nos com a nossa fome real e a gerir melhor as quantidades. Na verdade, todos nós temos esse reflexo de comer rápido, muitas vezes muito além das nossas necessidades, porque não perdemos tempo para sentir quando estávamos saciados. Comer devagar dá tempo ao corpo para enviar o sinal de saciedade ao cérebro, evitando assim comer demais.

Uma digestão mais lenta e calma também tem efeitos benéficos na saúde intestinal. Permite uma melhor mastigação dos alimentos, facilitando a sua decomposição pelos sucos digestivos e reduzindo a carga de trabalho do estômago. Uma digestão bem conduzida, com calma e serenidade, otimiza a absorção dos nutrientes. Esta perfeita assimilação dos nutrientes tem por efeito nutrir as células do nosso corpo, apoiando a nossa energia e garantindo o bom funcionamento de todos os nossos órgãos.

O papel da calma e da intenção na digestão

Aprender a desacelerar também significa concordar em reservar um tempo para criar um espaço propício à digestão. O meio ambiente desempenha um papel fundamental. Comer em um local tranquilo, sem distrações, permite que você se concentre totalmente no processo de digestão. Também é fundamental reservar alguns momentos para relaxar antes de se sentar para comer, para fugir do estresse diário. Algumas respirações profundas, um momento de gratidão pelos alimentos que vamos consumir, tudo isso prepara nosso corpo para receber o que lhe oferecemos.

A intenção é um ingrediente essencial. Quando comemos com a intenção de nutrir nosso corpo, enviamos sinais para que nosso sistema digestivo funcione de maneira ideal. A intenção de nutrir bem o seu corpo, de cuidar de si através deste gesto diário, é profundamente benéfica. Isto ajuda a libertar a tensão, a abrir a mente e a criar uma ligação real entre o que comemos e o que sentimos.

Coma devagar para equilibrar corpo e mente

O ritmo natural da digestão corresponde ao da vida. Cada função do nosso corpo segue um ritmo próprio, próprio. Quando diminuímos a velocidade de nossas refeições, colocamos nosso corpo em sintonia com suas reais necessidades. Não é a quantidade de alimentos que consumimos que determina o nosso bem-estar, mas a qualidade da nossa relação com esses alimentos.

Vai muito além da digestão física. Quando reservamos um tempo para comer bem, nutrimos nosso espírito. Este momento torna-se um ritual calmante, um momento de gentileza para com nós mesmos. Cada mordida torna-se uma forma de desacelerar o turbilhão do dia a dia, de cuidar do nosso corpo, de equilibrá-lo e honrá-lo.

Aprender a desacelerar para digerir melhor é um convite para voltar ao básico. Desacelerar para nos permitir saborear a vida, alimentar-nos conscientemente e fornecer ao nosso corpo tudo o que necessita para funcionar em todo o seu potencial. É uma abordagem simples mas profundamente eficaz para melhorar o nosso bem-estar geral, cultivando a alegria em cada refeição e, assim, nutrindo o nosso corpo e mente num estado de serenidade duradoura.

64. Reconecte-se com o prazer de se movimentar

Num mundo onde o tempo parece sempre apressado, onde as obrigações se acumulam e onde somos constantemente solicitados, tornou-se fácil esquecer que o movimento, na sua simplicidade, é um dos maiores prazeres naturais do ser humano. . Porém, movimentar-se não é apenas uma necessidade para manter uma boa saúde, é um ato de liberdade, alegria, vitalidade. Voltar a este prazer fundamental significa dar-nos a oportunidade de restabelecer o equilíbrio, de fortalecer o nosso corpo, mas também de nutrir a nossa mente.

Muitos de nós esquecemos que o movimento pode ser uma fonte de puro prazer. Associamos o exercício à restrição, a um horário rigoroso, ao sacrifício. Muitas vezes vemos o movimento como uma tarefa a realizar, em vez de uma oportunidade de nos reconectarmos com nós mesmos. Por isso é fundamental redescobrir esta leveza, este simples prazer que reside no facto de se mover.

O corpo, um templo do movimento

O corpo humano é uma maravilha de adaptabilidade, projetado para se mover com facilidade. Nossas articulações, nossos músculos, nossos ligamentos, nosso coração, tudo é feito para se mover, para interagir com o mundo. Não foi feito para ficar estático, para ficar preso em posições rígidas, sentado atrás de uma tela por horas. Um estilo de vida sedentário é uma aberração para a nossa biologia. Quando nos reconectamos com nosso corpo e suas necessidades fundamentais de movimento, devolvemos-lhe a possibilidade de irradiar.

Voltar ao prazer de se movimentar significa concordar em reintegrar esta atividade no nosso dia a dia de forma natural e sem pressões. O objetivo não é correr uma maratona, mas redescobrir os simples prazeres do movimento: caminhar, dançar, alongar-se, saltar, rir, respirar profundamente. Cada gesto, cada movimento pode ser fonte de profunda alegria e bem-estar.

A importância de se movimentar para a saúde física e mental

O movimento é a verdadeira medicina preventiva. Quando nos movemos, fortalecemos os nossos sistemas muscular e ósseo, melhoramos a nossa circulação sanguínea, otimizamos o nosso metabolismo e, acima de tudo, libertamos endorfinas, estas hormonas da felicidade. Mas isso não é tudo. Movimentar-se também liberta a mente das tensões acumuladas, reduz o estresse e traz uma sensação de calma interior.

Está comprovado que o exercício físico libera neurotransmissores que afetam diretamente o nosso humor. Assim, movimentar-se com prazer torna-se uma forma natural de equilibrar nossas emoções, nos desligar das preocupações e fortalecer nossa saúde mental. O exercício se torna uma verdadeira terapia contra o estresse, a ansiedade e a depressão.

Além disso, movimentar-se regularmente ajuda a manter um peso natural e saudável. Ao contrário das dietas restritivas que esgotam o corpo, a atividade física permite-nos regular o nosso metabolismo de forma suave e progressiva, estimulando a queima de gordura e promovendo a reparação dos tecidos corporais. Isto ajuda-nos a perder peso de forma saudável, sustentável, sem privações e com prazer renovado.

Encontre liberdade de movimento através de gestos simples

Você não precisa seguir programas intensivos ou treinos de alto desempenho para colher os benefícios do movimento. Voltar ao prazer de se movimentar também significa saber valorizar os gestos simples do dia a dia: subir as escadas em vez do elevador, caminhar em ritmo agradável, alongar-se pela manhã ou no final do dia, dançar ao som da sua música preferida, fazer jardinagem, brincando com seus filhos. Esses pequenos gestos, acumulados diariamente, são muito mais poderosos do que pensamos.

Num mundo onde somos frequentemente desafiados por programas de fitness complexos, é importante voltar ao básico: mover-se naturalmente, ouvir o seu corpo. A ideia não é forçar, mas encontrar liberdade nos movimentos, ouvir-se, respeitar as suas necessidades, ter prazer em cada passo, cada alongamento, cada solavanco. A noção de prazer é essencial. Quanto mais gostamos de nos movimentar, mais livre o corpo se sente, mais calma a mente e mais energia e vitalidade sentimos.

Dançando com a vida

O movimento é uma dança. Não há esforço para dançar, só há autoexpressão, alegria, prazer, liberdade. Mover-se é dançar com a vida, e cada gesto pode ser uma dança por si só. Seja caminhando, correndo, nadando ou fazendo ioga, a ideia é reconectar-se com a fluidez do corpo, deixar os gestos se expressarem sem constrangimentos. Esta é a arte de mover-se com prazer: aceitar que cada movimento é uma dança, uma celebração da vida.

Movimento, um caminho para o equilíbrio

Quando nos reconectamos com o prazer de nos mover, entramos numa dinâmica positiva que afeta todos os aspectos da nossa existência. O corpo se fortalece, a mente se acalma, as emoções se estabilizam. A atividade física passa a fazer parte da nossa rotina, mas numa versão alegre, harmoniosa e respeitosa do nosso ritmo. É um caminho para o equilíbrio, não procurando alcançar um ideal imposto, mas encontrando a forma que nos convém, aquela que nos permite florescer plenamente.

Ao cultivar este prazer do movimento, oferecemos ao nosso corpo a oportunidade de revitalizar e à nossa mente a oportunidade de relaxar. Cada passo é uma vitória sobre o peso do dia a dia, um passo em direção a uma saúde duradoura e a uma melhor qualidade de vida. Então, vamos redescobrir a liberdade de movimento e permitir-nos mover-nos, não para realizar uma tarefa, mas para saborear a energia que ela nos dá.

65. Amor próprio: a chave definitiva para iluminar

Em nossa busca incessante por saúde e bem-estar, existe uma verdade essencial que muitas vezes é esquecida: o amor próprio. Não é um simples conceito teórico nem uma ideia abstrata, mas uma força viva e dinâmica, um princípio fundamental para nos aliviarmos, não só do peso físico, mas também dos pesos emocionais e mentais que nos pesam. O amor próprio é, na realidade, a chave definitiva para recuperar a leveza do corpo e da mente, para alcançar uma harmonia duradoura e, em última análise, para perder peso com alegria.

É importante compreender que o amor próprio não é um ato egoísta, nem um ato narcisista. É uma forma profunda de respeito e bondade consigo mesmo, um ato sagrado que consiste em honrar o nosso ser na sua totalidade, sem julgamentos ou críticas. O amor próprio, em sua pureza, é libertador. Permite-nos aceitar quem somos, com os nossos pontos fortes e fracos, e oferecer-nos a possibilidade de nos curarmos, de florescermos, de nos transformarmos.

Ilumine-se por dentro para iluminar seu corpo

Uma das razões pelas quais muitas vezes lutamos para perder peso de forma sustentável é a nossa relação connosco próprios. Se nos julgarmos constantemente, se nos criticarmos incansavelmente, se não aceitarmos o nosso corpo como ele é, isso cria uma forma de stress crónico, que, a longo prazo, cria um ambiente propício a desequilíbrios hormonais e emocionais. O estresse libera hormônios como o cortisol, que tem o efeito de promover o armazenamento de gordura e alterar nosso metabolismo.

Quando aprendemos a nos amar profundamente, entramos em um círculo virtuoso. Amando-nos, escolhemos cuidar do nosso corpo, ouvi-lo, oferecer-lhe alimentos nutritivos, gestos respeitosos, dar-lhe o que necessita para se regenerar. O amor próprio leva-nos a comer de forma saudável e consciente, a fazer escolhas que promovam o nosso bem-estar a longo prazo e a não ceder às tentações da alimentação industrial ou de soluções rápidas. É esse respeito e atenção a nós mesmos que nos permite relaxar com naturalidade, sem pressão, sem culpa.

A bondade como força motriz para a mudança

Um dos aspectos mais poderosos do amor próprio é a bondade. Ao contrário das abordagens rígidas da disciplina, a gentileza se manifesta pela gentileza consigo mesmo, pelo reconhecimento de que a transformação ocorre respeitando o ritmo de cada pessoa. Em vez de procurar impor regras rígidas ou dietas draconianas, o amor próprio convida-nos a adotar uma abordagem mais intuitiva e mais alinhada com as nossas reais necessidades.

Quando nos tratamos com bondade, demonstramos paciência, compreensão e gentileza para com nossas imperfeições. Isto significa aceitar que há momentos em que nos desviamos do nosso caminho, em que fazemos escolhas menos saudáveis, sem nos culparmos. O importante não é a perfeição, mas a continuidade do esforço, no amor e na gratidão pelo que realizamos. Essa gentileza nos permite liberar tensões desnecessárias, reduzir a ansiedade em relação à comida e à imagem corporal e criar espaço para transformação.

Amor próprio e equilíbrio emocional

Nossa relação com a comida é profundamente influenciada por nossas emoções. Muitas vezes comemos não porque temos fome, mas para preencher um vazio emocional, para gerir o stress, a tristeza, a ansiedade ou mesmo a alegria. Este mecanismo, embora natural, pode criar desequilíbrios no nosso corpo e na nossa mente. Quando não nos amamos ou nos julgamos com muita severidade, inconscientemente procuramos preencher esse vazio interior com comida.

Ao praticar o amor próprio, começamos a identificar essas emoções e a domesticá-las. Em vez de tentar fugir ou abafar nossos sentimentos com a comida, aprendemos a acolhê-los, a compreendê-los, a liberá-los de forma saudável. O amor próprio oferece-nos a oportunidade de nos reconectarmos com a nossa essência profunda, de encontrar formas mais equilibradas e naturais de gerir as nossas emoções, sem recorrer a comportamentos alimentares destrutivos.

A transformação começa com aceitação

A autoaceitação é o primeiro passo para a transformação. Não podemos mudar o que não queremos ver ou aceitar. Aceitar o nosso corpo como ele é, com todas as suas imperfeições, as suas especificidades e as suas particularidades, é uma forma de amor radical. Não é um ato passivo, mas um ato de afirmação do nosso direito de ter saúde, de ser feliz, de viver plenamente. É reconhecer que cada célula do nosso corpo merece respeito e cuidado.

Ao cultivar essa aceitação, nos damos permissão para nos transformar. Paramos de lutar contra o nosso corpo e as suas imperfeições e iniciamos uma jornada em direção à cura e ao equilíbrio. A aceitação é um gesto poderoso que libera a energia necessária para a regeneração do nosso corpo. Permite-nos fazer escolhas mais informadas e nutritivas, ouvindo verdadeiramente o que o nosso corpo necessita.

Amar a si mesmo para iluminar o corpo e a mente

O amor próprio é a base de uma vida plena e equilibrada. Ao amar a nós mesmos, liberamos espaço para cura, crescimento e transformação. É um amor incondicional que se manifesta através de gestos diários de bondade, respeito e gentileza. Esse amor é a força interior que nos guia para um corpo leve, uma mente tranquila e uma vida cheia de alegria. A iluminação não se faz por meio de dietas draconianas ou privações, mas por meio de um ato de amor profundo e sincero por si mesmo. É nutrindo a nossa alma com bondade e compaixão que podemos verdadeiramente aliar leveza e saúde.

66. Perdão ao próprio corpo

Na nossa sociedade moderna, a relação com o nosso corpo é muitas vezes marcada por julgamentos severos, expectativas irrealistas e uma busca incessante pela perfeição. Esse olhar crítico, essa comparação constante com modelos impostos, acaba prejudicando o amor que temos por nós mesmos. Porém, o verdadeiro caminho para a leveza, seja física, mental ou emocional, envolve um gesto simples, mas profundo: o perdão para consigo mesmo e, em particular, para com o próprio corpo.

O corpo, este vaso precioso que nos acompanha ao longo da vida, é muitas vezes maltratado, ignorado ou negligenciado. Impomos dietas restritivas, privações, esforços incessantes, enquanto o repreendemos por ser muito gordo, muito magro, muito cansado ou simplesmente "não o suficiente". Mas como podemos esperar encontrar a paz interior se nutrimos uma relação de violência e rejeição para com quem nos carrega? O perdão ao nosso corpo é o primeiro passo para a reconciliação connosco próprios, uma aceitação radical de quem somos.

Aceite seu corpo como ele é

O perdão começa com a aceitação. Aceite o seu corpo como ele é, sem tentar mudá-lo, melhorá-lo ou submetê-lo a padrões externos. Isto não significa resignar-nos à estagnação ou à inércia, mas reconhecer que cada corpo é único, que carrega dentro de si a história das nossas experiências, das nossas feridas, mas também das nossas curas. O corpo não é nosso inimigo, é nosso aliado. Ele reage às nossas emoções, aos nossos pensamentos, às nossas escolhas de vida e convida-nos a ouvir as suas mensagens. Quando o perdoamos por não cumprir o ideal que lhe impusemos, começamos a estabelecer uma relação harmoniosa e respeitosa.

Perdoar o próprio corpo significa conceder-lhe a liberdade de ser o que é, sem impedi-lo com julgamentos ou ditames. É aceitar a sua forma, as suas imperfeições, as suas necessidades, os seus ritmos, os seus limites, e oferecer-lhe o que realmente precisa para se nutrir, descansar e regenerar-se. Essa aceitação é a chave para aliviar nossos pensamentos e emoções, pois nos liberta do peso da rejeição e da culpa.

Livrar-se de feridas emocionais

Muitos de nós carregamos feridas emocionais relacionadas ao nosso corpo. Essas feridas podem vir de traumas passados, comentários ofensivos, comparações constantes ou fracasso de várias dietas. Muitas vezes manifestam-se através de distúrbios alimentares, comportamentos restritivos, compulsões e frustrações. Mas estas feridas não podem ser curadas pela violência, nem pelas exigências. Pelo contrário, exigem tempo, gentileza e compreensão.

Perdoar-se também significa libertar-se dessas cargas emocionais. É compreender que o nosso corpo não é responsável pelos nossos sofrimentos passados, que não é culpado de não ter correspondido às expectativas que lhe impusemos. Simplesmente reagiu ao nosso ambiente, às nossas escolhas, ao nosso estado emocional. O perdão permite que você se desapegue, cure feridas invisíveis e encontre paz consigo mesmo.

Nutra seu corpo com amor

O perdão não se limita a um processo intelectual ou emocional, ele se reflete nas nossas ações diárias. Perdoar-nos também significa escolher nutrir o nosso corpo com amor e bondade. Isso significa oferecer-lhe alimentos vivos, ricos em nutrientes e energia, que respeitem o seu equilíbrio natural. É escolher valorizá-lo através de gestos simples: água pura para hidratá-lo, vegetais frescos da estação para nutri-lo, momentos de calma para restaurá-lo.

O perdão também vem através da prática de ouvir. Em vez de forçar o nosso corpo a seguir uma dieta ou um programa de exercícios ditado por padrões externos, devemos ensiná-lo a ouvi-los. Quais alimentos realmente combinam com ele? Quando ele precisa descansar? Quando ele está pronto para se exercitar? Ouvir atentamente as nossas necessidades orienta-nos para escolhas mais adequadas e respeitosas e permite que o nosso corpo recupere o seu equilíbrio natural.

Perdão e transformação interior

Perdoar-se significa aceitar que nossa jornada é feita de altos e baixos, sucessos e fracassos, sem nunca julgar. Esta é a chave para nos libertarmos da culpa, do estresse e da pressão constante. Ao perdoar o nosso corpo, recuperamos o nosso poder interior, reconectamo-nos com confiança e esta transformação interior reflete-se naturalmente no nosso corpo. O peso deixa de ser uma obsessão, passa a ser secundário em relação ao essencial: o nosso bem-estar.

O perdão ao próprio corpo, longe de ser uma renúncia ou resignação, é um ato de amor profundo. É um compromisso de cuidar de si mesmo, de honrar o seu corpo como ele é, de oferecer-lhe o que ele merece para se regenerar. Esse processo é libertador e transforma a nossa relação com nós mesmos. Ao cultivar o amor e o respeito, nos aliviamos não apenas do nosso peso físico, mas também do nosso peso emocional. O perdão é o caminho para uma transformação duradoura, harmoniosa e alegre.

67. Crie hábitos felizes e duradouros

Mudar seus hábitos alimentares e de vida para recuperar a vitalidade e a leveza não é um caminho de privações ou de luta constante contra si mesmo. É uma jornada de realização, escuta e prazer. É integrando hábitos alegres e sustentáveis no nosso dia a dia que podemos alcançar o verdadeiro bem-estar, sem ter que contar calorias ou viver constrangidos. Não se trata de se forçar a fazer algo que não gosta, mas de adotar práticas que alimentem o corpo, a mente e a alma.

A ideia de mudar seus hábitos, principalmente os alimentares, pode parecer intimidante, até mesmo opressora. Muitas vezes pensamos que para conseguir perder peso ou cuidar da saúde devemos sacrificar prazeres ou adotar comportamentos rígidos e severos. Mas é precisamente esta abordagem extrema que leva ao fracasso, à frustração e, em última análise, à desistência. Os hábitos que nos permitem sentir-nos bem, nutrir-nos e prosperar devem ser fáceis de integrar, alegres e alinhados com a nossa verdadeira natureza.

A importância da gentileza e da simplicidade

A primeira regra para criar hábitos duradouros é focar em manter as coisas simples e gentis. Não se trata de virar tudo de cabeça para baixo de uma só vez, mas de integrar gradualmente novas práticas que nos convêm. Você tem que se permitir não ser perfeito, seguir seu próprio ritmo e ser gentil consigo mesmo. Começa com ações diárias pequenas, mas significativas: beber um copo de água com o estômago vazio pela manhã, dar um passeio na natureza, reservar um tempo para desfrutar de uma refeição com atenção.

Estes gestos simples, mas profundamente nutritivos, podem parecer triviais, mas constituem a base de um estilo de vida que respeita o nosso equilíbrio natural. O objetivo não é marcar caixas, mas vivenciar cada ação com atenção e gratidão. É assim que criamos hábitos alegres, que ressoam com o nosso corpo e com as nossas necessidades profundas.

Prazer no centro da mudança

Um elemento essencial na criação de hábitos duradouros é colocar o prazer no centro do nosso dia a dia. Muitas vezes associamos a ideia de "mudança" a uma forma de sacrifício, mas, na realidade, são os hábitos que nos dão prazer que têm maior probabilidade de durar. É este prazer que nos incentivará a repetir estas ações dia após dia, sem que pareça um esforço.

Tomemos o exemplo da comida. Em vez de encararmos a alimentação saudável como um constrangimento, vejamo-la como um convite à exploração de novos sabores, novas texturas, à descoberta de receitas simples e saborosas, a saborear cada dentada. Comer com prazer significa nutrir o nosso corpo de forma alegre e consciente. Não é a obrigação de fazer dieta, mas a liberdade de abraçar alimentos vivos e sazonais, de fazer escolhas que nos encantem e nutram a nossa energia de forma duradoura.

Prazer também é movimento. Não precisamos nos forçar a seguir rotinas de exercícios que odiamos. A atividade física deve ser uma fonte de alegria. Pode ser uma dança improvisada na sala, um passeio no parque, ioga, jardinagem... Não importa a forma que assuma, desde que a atividade nos permita reconectar-nos com o nosso corpo, a nossa respiração e o nosso sentidos. O prazer passa a ser o motor da nossa transformação, e não um objetivo simples de alcançar.

Ouvindo a si mesmo como um guia

Para que um novo hábito se torne verdadeiramente sustentável, deve ser feito de acordo com as nossas necessidades e o nosso ritmo. É fundamental ouvir o nosso corpo e as nossas emoções, ao invés de seguir recomendações externas que não levam em conta a nossa individualidade. Quando nos deixamos guiar pelo que realmente sentimos, adotamos uma abordagem natural, fluida, que respeita as nossas capacidades e os nossos desejos.

Isso significa parar de vez em quando para dar uma olhada em você mesmo e nas suas necessidades. De quanta energia eu preciso hoje? Sinto vontade de me mover ou descansar? Esta refeição está realmente me nutrindo? Essas perguntas simples, mas cruciais, nos ajudam a permanecer alinhados com nossos valores e aspirações profundos, sem forçar ou julgar.

Consistência, mas sem pressão

A consistência na adoção de novos hábitos é importante, mas deve ser nutrida com infinita bondade. É normal encontrar obstáculos, momentos de desânimo ou até recaídas. Mas o que importa não é a perfeição, mas sim a intenção e o comprometimento em cada momento. Se nos deixarmos levar pela pressão de ter que ser perfeitos, corremos o risco de criar um clima de stress e culpa que destrói todo o trabalho que realizamos.

Hábitos alegres se baseiam na aceitação do fato de que tudo é uma jornada, com seus altos e baixos. É nesta flexibilidade que reside a sustentabilidade. Ao permitir-nos reservar um tempo, fazer uma pausa, regressar às nossas práticas com entusiasmo, damos ao nosso corpo e mente a oportunidade de se regenerarem e prosperarem.

Um equilíbrio de vida em harmonia consigo mesmo

Criar hábitos alegres e duradouros significa, acima de tudo, envolver-se num processo de autoalimentação. Não se trata de seguir um plano rígido, mas de adotar práticas que, ao longo do tempo, nos permitam viver em harmonia connosco próprios. É compreender que a beleza de uma vida saudável está na leveza de ser, na fluidez dos gestos diários e no prazer que ali encontramos. São essas pequenas ações repetidas com amor e carinho que, com o tempo, criam uma verdadeira transformação. E é aí que reside a chave para uma vida plena, uma vida que honra o corpo, a mente e a alma.

Ao cultivar esses hábitos alegres e naturais, nos damos o mais lindo presente: uma vida leve, serena, cheia de vitalidade e, acima de tudo, de prazer.

68. Perder peso significa renascer para si mesmo

Perder peso não é apenas uma questão de peso. É um caminho de transformação profunda, um ato de reconciliação consigo mesmo. Muitas vezes associamos a perda de peso com sacrifício, dietas rigorosas e estresse. Porém, perder peso verdadeiramente é antes de tudo um retorno a si mesmo, um renascimento. É a possibilidade de estar novamente presente plenamente no seu corpo, no seu coração e na sua cabeça. É um convite para nos reconectarmos com a nossa essência, para voltarmos a ser a pessoa que sempre fomos, mas que às vezes perdemos de vista no tumulto das nossas vidas modernas.

O processo de perda de peso é acima de tudo um processo de aceitação e escuta. Não é uma guerra contra o nosso corpo, mas uma aliança com ele. Trata-se de compreender que cada célula, cada órgão, cada músculo é uma mensagem do nosso ser profundo. Quando decidimos libertar-nos do excesso de peso, é sobretudo para nos livrarmos dos pesos invisíveis, daqueles que pesam a nossa mente, as nossas emoções e que nos impedem de viver plenamente. É uma oportunidade de nos libertarmos das memórias corporais que nos pesam e nos impedem de evoluir.

A importância da escuta interior

Renascer para si mesmo é, acima de tudo, reconectar-se com essa escuta interior que nos guia. Muitas vezes perdemos esta capacidade de ouvir o que o nosso corpo, o nosso coração e a nossa mente têm para nos dizer. Nossos pensamentos, nossas emoções, nossos desejos, tudo isso tem impacto direto no nosso bem-estar físico. Ao reaprender a ouvir as nossas necessidades básicas, ficamos mais conscientes do que comemos, do que sentimos, do que vivenciamos. Permitimo-nos assim experimentar uma transformação mais suave, mais respeitosa com a nossa natureza profunda.

Reconectar-se com seu corpo é o primeiro passo para se libertar do peso excessivo. Tendemos a alimentar o nosso corpo sem realmente ouvi-lo, comendo por hábito ou para preencher um vazio emocional. Mas quando paramos para ouvir, muitas vezes descobrimos que as nossas necessidades reais são muito diferentes do que imaginávamos. Precisamos nos nutrir de forma viva, com alimentos cheios de vitalidade, cores, sabores naturais, que estejam em perfeita harmonia com o nosso ser interior.

Nutrir o corpo, nutrir a alma

Perder peso significa comer de forma diferente. Este não é um ato de restrição, mas um ato de amor próprio. Não se trata de eliminar alimentos ou de nos privar do prazer, mas de escolher alimentos que alimentem verdadeiramente o nosso corpo, que lhe forneçam a energia necessária para brilhar. São alimentos vivos e vibrantes, como frutas, vegetais, sementes germinadas, legumes, grãos integrais, que nutrem as nossas células e restauram o nosso equilíbrio interior. Os alimentos vivos são um reflexo da nossa própria vitalidade.

Mas não basta fornecer alimentos saudáveis ao nosso corpo. Devemos também nutrir nossa alma. Isto envolve a atenção que damos a cada gesto, a cada refeição, a cada movimento. Devemos comer com atenção, valorizando cada mordida, saboreando a textura e o sabor, honrando o alimento que nos permite viver e evoluir. É nesta conexão com a natureza e consigo mesmo que se encontra a verdadeira cura.

A beleza de uma transformação suave

Renascer não significa uma mudança repentina, mas sim um processo gradual, que respeita o nosso ritmo. A transformação ocorre quando abandonamos nossas antigas crenças e começamos a aceitar nosso corpo como ele é, em sua beleza original. Perder peso torna-se então um ato de amor, um processo natural que surge quando paramos de lutar contra nós mesmos. Não é uma questão de perfeição, mas de progressão.

A beleza de tal transformação está na gentileza. É uma metamorfose lenta, mas profunda. Ao cuidar do nosso corpo, permitimos que a nossa mente se liberte e criamos assim um círculo virtuoso. Quanto mais nos respeitamos, mais leves ficamos, tanto no corpo quanto na mente. Sentimo-nos mais livres, mais vivos, mais realizados.

Liberte-se do peso das emoções

A perda de peso, na sua dimensão mais profunda, é também uma forma de nos libertarmos das emoções negativas que nos pesam. Muitas vezes recorremos à comida como mecanismo de defesa contra o estresse, a tristeza, a ansiedade ou a frustração. Mas uma vez que chegamos a um acordo conosco mesmos, aceitamos nossas emoções e optamos por liberá-las de uma forma mais saudável, a necessidade de recorrer à alimentação emocional diminui. Aprendemos a vivenciar plenamente nossas emoções, sem tentar sufocá-las com comida.

Este trabalho de cura emocional é tão essencial quanto a cura física. É um processo de transformação interior que acompanha a nossa evolução. Ao aprender a ouvir e honrar as nossas emoções, permitimo-nos libertar velhas mágoas e criar novas perspectivas de vida.

Uma nova visão do corpo

Perder peso também significa dar ao corpo o lugar que ele merece. Não se trata de um simples reajuste físico, mas de uma verdadeira reconciliação com a própria imagem. Deixamos de nos ver como um corpo imperfeito ou muito pesado. Começamos a perceber nosso corpo como um templo sagrado, um instrumento de vida e alegria. Cada movimento torna-se um ato de gratidão, cada respiração uma fonte de energia renovada. É nesta nova visão de si mesmo que a transformação assume toda a sua dimensão.

O amor próprio como força motriz

Perder peso é renascer. E a chave para esse renascimento está no amor próprio. É este amor incondicional que nos leva a cuidar do nosso corpo, a respeitar o nosso ritmo, a nutrir a nossa alma. Ao cultivar esse amor profundo, abrimos a porta para uma vida mais leve, mais serena e mais plena. Perder peso torna-se então uma celebração da vida, uma celebração de si mesmo.

É neste espaço de amor, respeito e gentileza que acontece a transformação. E é assim que, dia após dia, renascemos para nós mesmos, em toda a nossa beleza, na nossa vitalidade e na nossa liberdade.

69. Viver com leveza: alegria redescoberta

Viver com leveza não significa apenas ter um corpo mais magro. É uma arte de viver, uma forma de aprender novamente a sentir-se livre no seu ser, de libertar não só o corpo, mas também a mente e o coração. A leveza é um estado interior, um equilíbrio sutil entre o que comemos, o que pensamos e como agimos. É um caminho para a verdadeira alegria, aquela que se encontra dentro de nós, no respeito ao nosso corpo e à nossa natureza profunda.

Leveza, essa palavra pode parecer simples, mas carrega significado. Leveza física, certamente, mas também emocional, mental e espiritual. É um chamado para deixar de lado o que nos pesa, para nos libertarmos dos nossos pensamentos limitantes, dos nossos hábitos alimentares artificiais, das nossas crenças ancoradas na carência ou no sofrimento. Leveza é liberdade redescoberta.

Voltar à simplicidade

Para viver com leveza, é preciso primeiro retornar à simplicidade. Muitas vezes, complicamos as nossas vidas, seja através das nossas escolhas alimentares, do nosso ritmo de vida ou das nossas interações sociais. O segredo da leveza está na capacidade de simplificar, eliminar o supérfluo e concentrar-se no essencial. Em termos alimentares, isto significa regressar a uma alimentação viva, cheia de cores, sabores autênticos e nutritivos. Frutas frescas, vegetais da estação, sementes germinadas e grãos integrais, estes são os pilares da leveza.

O alimento vivo é o que nos conecta à terra, à natureza e à nossa própria vitalidade. Permite-nos nutrir o nosso corpo sem pesar, respeitando o seu ritmo natural e as suas reais necessidades. Ao comer desta forma, libertamos o nosso corpo de inflamações, toxinas e excesso de alimentos processados, responsáveis pelo peso físico e mental.

O corpo como reflexo da mente

Nosso corpo é o espelho do nosso estado de espírito. Quando está sobrecarregado, entorpecido por alimentos inadequados ou por emoções reprimidas, ele fala conosco. A leveza física nasce do equilíbrio interior, da harmonia entre o que comemos, o que pensamos e a forma como nos movemos. Ao aprender a ouvir as mensagens do nosso corpo, damos-nos a oportunidade de compreender o que o pesa e oferecemos-lhe a liberdade de se libertar.

O exercício físico tem papel essencial nessa busca pela leveza. O movimento permite que o corpo libere tensões acumuladas, toxinas e bloqueios. Aumenta a circulação sanguínea, promove a desintoxicação e, acima de tudo, reconecta-nos à alegria de viver. Não se trata de buscar performance ou exaustão, mas de aprender a se movimentar com prazer, com fluidez, com leveza.

Cultive a respiração profunda

Outra chave para viver com leveza é respirar. Respirar profunda e lentamente nos ancora no momento presente, em nosso corpo. A respiração consciente ajuda a liberar a tensão, nutrir cada célula do nosso corpo com oxigênio e promover o relaxamento. É um verdadeiro aliado da leveza, porque nos ajuda a nos desapegar, a nos livrar dos pesos invisíveis que muitas vezes carregamos sem saber.

Quando aprendemos a respirar plenamente, sentimos leveza no corpo e nos pensamentos. A respiração consciente é um convite para desacelerar, para nos acalmarmos, para nos reconectarmos com a nossa essência. É um ato de bondade para conosco, uma forma de nos permitirmos estar em harmonia com quem somos.

Deixar ir, a chave para a leveza

O desapego é sem dúvida um dos aspectos mais importantes da leveza. Muitas vezes tendemos a nos apegar a ideias, emoções, situações, comportamentos que nos pesam. Soltar não é uma renúncia, mas uma forma de liberar a energia que está bloqueada dentro de nós, de nos livrarmos daquilo que nos impede de seguir em frente. É também nos permitir aceitar que nem tudo é perfeito, que a nossa jornada de vida, assim como a nossa transformação, é uma jornada feita de aprendizados, altos e baixos.

Ao cultivar essa capacidade de abrir mão do que não tem mais utilidade, nos libertamos. Nós nos livramos de nossos medos, de nossas dúvidas e de nossas tensões. Deixar ir é uma prática diária, uma escolha que fazemos a cada momento. Quanto mais nos permitimos liberar os pesos do passado, mais abrimos espaço para a leveza e a alegria.

A alegria de viver o presente

Viver com leveza é acima de tudo viver plenamente o momento presente. Muitas vezes vivemos no passado, apegados a lembranças dolorosas ou arrependimentos, ou no futuro, ansiosos com o que pode acontecer. Leveza é estar aí, aqui e agora, totalmente conectado à nossa experiência de vida. É saborear cada momento, cada gesto, cada respiração. É sentir gratidão pelo que temos, sem esperar que tudo seja perfeito.

A leveza é uma forma de pura alegria, aquela que nasce quando aceitamos viver sem peso, quando nos permitimos desfrutar plenamente da beleza de cada momento. É uma alegria tranquila, uma alegria interior que não depende de circunstâncias externas, mas que emana do nosso ser profundo.

Leveza e transformação

Viver com leveza também é um ato de transformação. Ao optar por iluminar-nos, transformamos não só o nosso corpo, mas também a nossa relação connosco próprios e com o mundo. Aprendemos a viver com mais fluidez, gentileza e respeito por nós mesmos. Oferecemos-nos a possibilidade de mudar os nossos hábitos, de mudar a nossa visão do mundo e de redescobrir a nossa verdadeira essência.

A leveza é uma jornada, não um destino. É um reflexo do nosso compromisso de cuidar de nós mesmos, de ouvir o nosso corpo, de nutrir o nosso espírito e de cultivar a nossa alegria. É um caminho para a liberdade, serenidade e paz interior. E é nesta nova leveza que podemos brilhar, viver e ser felizes plenamente.

Viver com leveza é, portanto, muito mais que um simples objetivo físico. É uma verdadeira arte de viver, um estado de espírito, uma forma de nutrir o nosso corpo e a nossa alma com amor e respeito, para que, a cada dia, nos aproximemos um pouco mais da alegria profunda que reside dentro de nós.

Caros leitores,

Ao final desta jornada pelos princípios de uma alimentação viva e antiinflamatória, é hora de lembrar que a verdadeira transformação não reside em uma simples mudança de peso, mas em uma transformação profunda do seu ser. Esse caminho que você percorreu nestas páginas te convida a uma reconexão íntima com seu corpo, suas emoções e suas aspirações. Perder peso com alegria não é uma corrida em direção a uma figura perfeita, mas um convite para se reconectar com sua essência, para honrar seu corpo e para abraçar cada passo de sua jornada com gentileza e paciência.

Agora é a hora de você nutrir seu corpo da forma mais natural possível, com alimentos que o elevem e respeitem. As escolhas que você faz todos os dias têm imenso poder sobre o seu bem-estar, não apenas físico, mas também mental e emocional. Seu corpo é seu templo e merece todo amor e atenção que você puder lhe dar.

Encorajo-vos a continuar neste caminho, a ouvir as vossas necessidades profundas, a celebrar cada progresso, por menor que seja. O seu bem-estar é uma jornada, e cada passo em direção à leveza, alegria e saúde é uma vitória. Aproveite o tempo para saborear cada momento e honrar sua transformação.

Se você achou essas páginas úteis e inspiradoras, compartilhe sua experiência com outras pessoas. Suas palavras podem ser uma fonte de motivação e inspiração para quem, como você, busca uma vida mais saudável e alegre. Deixe uma avaliação, um depoimento da sua jornada, para que essa aventura de transformação chegue a ainda mais pessoas.

Agradeço profundamente por reservar esse tempo para você, para sua saúde e para sua felicidade. Que a alegria, a vitalidade e o equilíbrio estejam com você em todos os momentos da sua jornada.

Com todo meu coração e gratidão.

www.ingramcontent.com/pod-product-compliance
Lightning Source LLC
Chambersburg PA
CBHW050816250726
48653CB00006B/2261